ROLAND KAISER

ATEMPAUSE

ALLES IST MÖGLICH

ROLAND KAISER

ATEMPAUSE

ALLES IST MÖGLICH

EDITION
KOCH
www.editionkoch.com

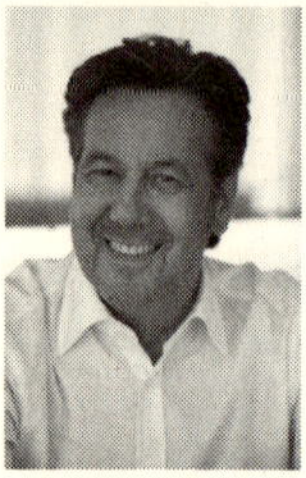

Roland Kaiser, als Ronald Keiler 1952 in Berlin geboren, war bis 1974 als Werbekaufmann tätig. Er ist seitdem als Fernsehproduzent, Kinderbuchautor, Texter und Sänger mit mehr als 90 Millionen verkauften Tonträgern bekannt. Der dreifache Vater lebt mit seiner Frau Silvia und den gemeinsamen Kindern Annalena und Jan in seiner Wahlheimat Münster. Als überzeugter Sozialdemokrat ist Roland Kaiser auch im sozialen Bereich aktiv. Er setzt sich als Vorstandsmitglied des Solidarfonds für die Wiedereingliederung Langzeitarbeitsloser ins Berufsleben ein, ist zudem Botschafter des Kinderhospizes Mitteldeutschland, der DSO (Deutsche Stiftung Organtransplantation), der DGP (Deutsche Gesellschaft für Pneumologie und Beatmungsmedizin e.V.) sowie der Stiftung AtemWeg. Nach erfolgreicher Lungentransplantation und überstandener Krankheit kehrte Roland Kaiser Ende 2010 ins Berufsleben zurück.

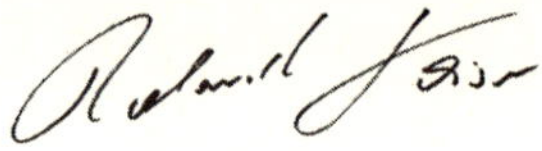

Impressum

Der Autor: Roland Kaiser, www.roland-kaiser.de

Deutsche Erstausgabe 2009, ISBN 978-3-7081-0507-9
Überarbeitete und erweiterte Ausgabe 2011, ISBN 978-3-7081-0519-2
3. Nachdruck 2018
Auch als E-Book erhältlich: ISBN 978-3-7081-0520-8
Auch als Hörbuch erhältlich: ISBN 978-3-7081-0515-4

Druck: FINIDR s.r.o.
Umschlaggestaltung und Fotoseiten: Georg Babetzky, www.punktdesign.de
Layout und Satz: Thomas Auer, www.buchsatz.com
Fotos: Frank Dehlis, Agentur Erdmanski, Gloriella Music/Manfred Esser, Dieter Klar, privat, Semmel Concerts, Gerd Tratz, Paul Schirnhofer
Lektorat: no:vum, Susanne Noll, Leinfelden-Echterdingen (Deutschland)
Redaktionelle Leitung: Dagmar Ambach

Verlag: KOCH International GmbH, Edition KOCH, A-6020 Innsbruck
www.editionkoch.com

INHALTSVERZEICHNIS

VORWORT

Den Patienten Roland Kaiser kenne ich nun seit zehn Jahren. Im Laufe dieser Jahre habe ich aber auch zunehmend den Menschen und Künstler Roland Kaiser kennengelernt. In seinem Buch ATEMPAUSE schildert Roland Kaiser auf sehr beeindruckende Weise das Krankheitsbild einer COPD und die damit verbundenen zunehmenden Beeinträchtigungen im Bereich des täglichen Lebens. Wenngleich die COPD als eine Volkskrankheit angesehen werden kann und in Deutschland viele Millionen Männer und Frauen von diesem Krankheitsbild betroffen sind, so ist das Besondere an dem „Fall Roland Kaiser“, dass es sich bei ihm um einen Mann handelt, der als Sänger in der Öffentlichkeit unserer Gesellschaft steht. Hieraus ergeben sich für den Betroffenen zusätzlich noch ganz andere Probleme als für die vielen anderen Mitpatienten. Die Probleme im Umgang mit den Medien und die Versuche, die Gesamterkrankung über lange Zeit zu verheimlichen, werden sehr ehrlich und offen dargelegt. In Kenntnis seines Krankheitsbildes habe ich mich als behandelnder Arzt immer wieder darüber gewundert, mit welcher Willenskraft Roland Kaiser in der Lage war, seinem Beruf als Sänger weiter nachzugehen. Ich war immer wieder erstaunt, wenn er mir erzählte, dass er zweieinhalbstündige Live-Konzerte geben und dabei auch live singen könne. Dies war ihm unter anderem sicher deshalb möglich, da er im Laufe der Jahre auch positive Effekte der Erkrankung erkannte wie das „Entdecken der Langsamkeit“, die bei ihm insgesamt zu einem ruhigeren und wohl auch sehr harmonischen Familienleben führte. Mit einer bemerkenswerten Presseerklärung hat sich Roland Kaiser schließlich auch vor der Öffentlichkeit als einer unter Millionen betroffener COPD-Patienten geoffenbart – ein Schritt, der richtig war. Sicher ist dadurch der Umgang mit den Medien und auch mit den vielen Zuhörern von Roland Kaiser für alle Beteiligten leichter geworden. Das vorliegende Buch gibt zahlreichen, weniger prominenten Betroffenen wertvolle Hinweise, wie man mit der Erkrankung COPD umgehen muss, um mit ihr leben und durchaus auch arbeiten zu können. Besonders begrüßenswert ist zum Ende des Buches der eindringliche Appell, das Inhalationsrauchen zu unterlassen oder am besten erst gar nicht damit anzufangen. Das vorliegende Buch ist insgesamt äußerst lesenswert und sollte weite Verbreitung finden. Wenn Roland Kaiser seinen Mitmenschen sagte: „Ich sehe schlimmer aus, als es mir tatsächlich geht", so drückte er damit in bewundernswerter Weise seine Einstellung zu der Krankheit und zu den damit verbundenen Behinderungen aus.

Am Ende des Jahres 2009 verließen Roland Kaiser dann aber doch zunehmend die Kräfte. Im Kapitel „Alles ist möglich" beschreibt er diese Situation sehr genau. Der Zeitpunkt für eine Lungentransplantation ist immer dann gekommen, wenn ein Patient seinem Arzt sagt, dass ein Leben in der von Roland Kaiser geschilderten Form für den Betroffenen nicht mehr lebenswert ist. In der Medizinischen Hochschule Hannover wurde die Indikation zur Lungentransplantation mit höchster Dringlichkeit gestellt. Erfreulicherweise hat sich dann nach kurzer Wartezeit ein passendes Spenderorgan gefunden. Als ich etwa 14 Tage nach der Operation Herrn Kaiser in Hannover besuchte, stand mir ein lachender und strahlender Mann gegenüber. Mir ist es dabei genauso ergangen, wie er es beschreibt, als er nach der Transplantation das erste Mal in einen Spiegel schaute. Was eine Lungentransplantation aus einem vorher schwerstkranken Menschen machen kann, beschreibt Roland Kaiser selbst am besten. Dem ist nichts hinzuzufügen.

In vielen langen Gesprächen und auch durch die Lektüre dieses Buches habe ich Roland Kaiser nicht nur als Patienten und Künstler, sondern auch als gläubigen Menschen kennengelernt. Als „sein Professor" möchte ich ihm, aber auch seiner ganzen Familie daher Gottes Segen wünschen. Ich freue mich mit ihm über sein neues Leben, das am 26. Februar 2010 in Hannover begann.

Prof. Dr. med. H. Steppling
Münster, im August 2011

ATEMLOS

Eigentlich wollte ich 90 Jahre alt werden, ohne Hilfe. Jetzt müssen wir zwei das eben gemeinsam schaffen. Wir, das sind natürlich meine Ehefrau Silvia und ich – aber das sind auch meine seit annähernd neun Jahren im wahrsten Sinne des Wortes atemberaubende ständige Begleiterin und ich. Wir haben uns arrangiert und sehen der gemeinsamen Zukunft nicht zuletzt dank der Liebe, Toleranz und Stärke meiner Ehefrau nach bewegten und nicht gerade leichten Zeiten mittlerweile freudig und zuversichtlich entgegen.

Es war wieder einmal einer der Abende, die kein Ende nehmen. Ein Abend, an dem man in netter Runde sitzt, zu viel trinkt und zu viel raucht. Silvia und ich hatten uns mit Freunden eigentlich nur zum Abendessen verabredet. So nennt man diese zwanglosen Treffen gerne, bei denen man von vornherein weiß, dass sie mit Sicherheit nicht mit dem Dessert enden werden. Irgendwann war es dann so spät, dass wir die letzten Gäste waren. Daher entschlossen wir uns, den Abend beziehungsweise das, was noch davon übrig war, in gemütlicher Runde bei unseren Freunden ausklingen zu lassen und nicht mehr nach Hause zu fahren. Die Zeit verging wie im Fluge. Gegen 4.00 Uhr morgens, nach endlosen Gesprächen, zahlreichen Gläsern Wein und vor allem viel zu vielen Zigaretten, gingen wir dann endlich ins Bett.

Ich schlief ruhig und entspannt, bis ich gegen 10.00 Uhr morgens mit dem vagen Gefühl erwachte, dass etwas Bedrohliches mit mir geschehen sei. Die Luft, die ich einzuatmen gedachte, kam einfach nicht mehr da an, wo ich sie hinatmen wollte. Sie blieb mir vorne in der Brust stecken. Auf halber Strecke war einfach Schluss. Ich versuchte noch einmal, mit aller Konzentration tief durchzuatmen – und musste husten. Die unteren Lungenflügel blieben leer. Ich konnte mir das nicht erklären. Diese Situation war für mich unfassbar, machte mir Angst. Panik machte sich in mir breit. Ich rief nach Silvia, die bereits im Badezimmer war. Sie sah mir sofort an, dass etwas nicht stimmte, und fragte: „Was ist los, was ist los?" Ich sagte: „Ich kriege keine Luft mehr, ich kriege keine Luft mehr. Ich habe das Gefühl, als ob mir ein Stein auf der Brust liegt und mich daran hindert zu atmen." Sie konnte sich das zwar auch nicht erklären, beruhigte mich aber erst einmal durch ihre bloße Anwesenheit und ihre Anteilnahme. Wir hätten nicht so viel rauchen sollen, war die banale und plausible Erklärung, die wir für meine überraschend heftige Atemlosigkeit fanden. Man werde eben auch nicht jünger und sollte es künftig maßvoller angehen lassen.

Dieser Gedanke entspannte mich vorübergehend. Ich fügte mich in das durch den vermeintlichen „Zigaretten-Kater" verursachte körperliche Unwohlsein. Ich ging davon aus, dass es mir im Laufe des Tages schon wieder besser gehen würde. Doch die beklemmende Atemnot blieb. Wir frühstückten mit unseren Freunden, ich ging hinaus an die frische Luft – aber die Atembeschwerden wollten sich einfach keinen Deut bessern. Meine Lungen versagten mir unerbittlich den einen tiefen, den befreienden Atemzug. Ich war unglaublich matt. Jede Bewegung strengte mich unverhältnismäßig an. Dabei war mein Kopf völlig klar.

Erst viel später sollte ich verstehen, warum ich tatsächlich an diesem Morgen so atemlos und müde war. Die Zigaretten waren sicher ein Auslöser für die heftige Kurzatmigkeit, aber die Wurzel des Übels saß viel tiefer. Aber dazu später mehr. Ich möchte nicht vorgreifen.

Silvia und ich fuhren um die Mittagszeit nach Hause und holten auf der Heimfahrt die Kinder bei unserer Kinderfrau ab. Mit ihr sind unsere Kleinen von Geburt an vertraut. Anschließend machten wir es uns zu Hause gemütlich. Ich versuchte zu schlafen. Ruhelos suchte ich eine bequeme Lage, in der ich freier atmen könnte. Ich legte und setzte mich im Wechsel aufs Sofa und ins Bett. Ich rang im

Garten nach Luft. In mir machte sich mit jedem weiteren Atemzug die lähmende Gewissheit breit, dass etwas von meinem Körper Besitz ergriffen hatte, das mein Leben von nun an massiv beeinträchtigen, mir den Atem abschnüren und auch nicht mehr so einfach weggehen würde – wenn ich es überhaupt noch einmal loswerden könnte. Doch diesen Gedanken verbot ich mir sofort wieder. Wer wird denn gleich hysterisch werden?

Ich versuchte, mich nicht mehr auf meine Atmung zu konzentrieren und mich abzulenken, um den immer wieder aufsteigenden Panikwellen den Nährboden zu entziehen. Dann würde es schon besser werden, redete ich mir ein. Ohne Erfolg.

Noch am selben Nachmittag rief ich meinen Hausarzt an, um einen kurzfristigen Untersuchungstermin zu vereinbaren. Aber ich hatte Pech. Es war ein Mittwoch, und da ging nachmittags gar nichts mehr. Nun wollte ich aber auch nicht als Notfall zu einer Vertretung gehen. So beruhigten Silvia und ich uns mit der Absichtserklärung: „In Ordnung, dann warten wir eben die eine Nacht noch ab. Das geht schon irgendwie. Aber morgen fahren wir so früh wie möglich zum Arzt."

Außerdem hatte uns der Blick in den Terminkalender gezeigt, dass wir eine wichtige private Verabredung am Abend übersehen hatten. Also quälte ich mich weiter durch den Tag, diszipliniert bemüht, mir ja nichts anmerken zu lassen. Ich dachte immer noch, mir hingen die Nachwirkungen der Party nach. Und damit wollte ich nun wirklich nicht hausieren gehen. Ich saß also wie vereinbart bei dieser privaten Verabredung, konnte aber an nichts anderes denken als daran, dass ich keine Luft in meine Lungen bekomme. Einatmen, ausatmen. Einatmen, ausatmen. Das Atmen forderte meine ganze Aufmerksamkeit.

Geraucht habe ich an diesem Tag übrigens keine einzige Zigarette. Die Lust daran war mir gründlich vergangen. Gab ich doch den Zigaretten die alleinige Schuld an meiner Atemnot. Insgeheim hoffte ich ja auch immer noch, die Rauchabstinenz würde meine Lungen besänftigen und mir über kurz oder lang die bisher gewohnte Atemfreiheit wiedergeben.

Wir gingen früh zu Bett. Eine neue Nacht, eine neue Runde. Rückblickend ein Wahnsinn. Denn diese zweite Nacht hätte fatale Folgen haben können. Doch da wir uns der gesundheitlichen Gefahr nicht bewusst waren, schliefen Silvia und ich mehr schlecht als recht dem nächsten Morgen entgegen. Auch diesmal fand ich im Schlaf nicht die ersehnte Erleichterung und Erholung. Dabei war die Nacht bisher immer meine liebste Tageszeit gewesen. Ich bin eher ein Nachtmensch. Jetzt sehnte ich den Morgen herbei.

Am Donnerstag wurde ich früh wach – körperlich, natürlich, wieder schlapp und wie gerädert. Am späten Nachmittag hatten wir endlich einen Arzttermin, bei einem vor Ort in Münster ansässigen Lungenspezialisten, der uns von meinem Hausarzt empfohlen worden war. Meine gleichbleibend alarmierende Atemnot hatte Silvia so stark beunruhigt, dass sie auf einen Facharzt gedrängt hatte. Meine Frau, unser Sohn Jan und ich fuhren also zum Arzt. Die Wartezeit verbrachten wir überwiegend schweigend. Silvia spielte mit Jan. Als ich endlich aufgerufen wurde, musste ich im Rahmen der üblichen Routineuntersuchungen zunächst einen Lungenfunktionstest machen. Ich musste Luft stoßartig in einen Schlauch ausatmen: So wurde der Atemfluss gemessen. Das Ergebnis war niederschmetternd. Kein Luftballon hätte sich davon beeindrucken lassen. Der Gesichtsausdruck der jungen Arzthelferin machte mir wenig Hoffnung auf eine erfreuliche Diagnose. Ihr Gesicht schien zu fragen: „Was macht denn der hier? War das wirklich alles, was der mir anzubieten hat?" – Nach dem Motto: Viel war das ja wirklich nicht. Ich fühlte mich kraftlos und schaute weg, um mich nur nicht ihrem Blick zu stellen und vielleicht sogar reden zu müssen. Anschließend wurde mir Blut aus dem Ohrläppchen entnommen, um den Sauerstoffgehalt im Blut zu messen. Nach dieser zweiten Untersuchung bat man mich, wieder im Wartezimmer Platz zu nehmen. Mit meiner Frau und unserem Sohn saß ich dort relativ entspannt. Wir unterhielten uns, warteten auf die Diagnose und das Rezept, das mir nach zwei Tagen mit Atemnot und Ungewissheit endlich Linderung und Heilung bringen sollte.

Nachdem die Sprechstundenhilfe dem Lungenfacharzt die Werte vorgelegt hatte, kam sie und bat mich, mit meiner Frau, aber ohne Jan ins Sprechzimmer zu kommen und Platz zu nehmen. Wir hatten uns gerade hingesetzt, als der Arzt mich – halt, nein: eher wandte er sich direkt an meine Frau – ohne Umschweife fragte: „Sagen sie mal, wer von Ihnen beiden ist eigentlich hierher gefahren?“ Da meinte meine Frau: „Mein Mann ist gefahren.“ – „Ah ja, ihr Mann ist also gefahren … hm, hm. Passen Sie auf, Frau Kaiser. Sie werden jetzt Ihren Mann mitnehmen, weil er ganz bestimmt nicht mehr fahren wird, und werden mit ihm direkt und unmittelbar ins Krankenhaus fahren.“ Praktisch denkend, wie Silvia nun mal ist, entgegnete sie ihm spontan: „Ja, gut. Ich würde aber gerne vorher noch zu Hause vorbeifahren und einen Schlafanzug für meinen Mann einpacken, falls er dortbleiben muss …“ Erst bei den nächsten Sätzen wurde uns beiden bewusst, worauf der Arzt hinauswollte. Er versuchte, uns möglichst schonend beizubringen, was wir auf keinen Fall hatten hören wollen. Jetzt wurde er deutlich und erklärte uns unmissverständlich: „Nein, nein. Das werden Sie auf keinen Fall tun. Wir haben hier die Lungenwerte Ihres Mannes und den Sauerstoffgehalt seines Blutes gemessen, und ich muss Ihnen sagen, dass seine Werte alles andere als gut sind. Hätten wir beide dieselben Werte, wären wir bereits tot. Die Werte sind dramatisch. Sie müssen sich das ungefähr so vorstellen: Ein gesunder Mensch hat in etwa zwischen 75 und 80 Prozent Sauerstoffgehalt im Blut. Bei Ihrem Mann aber liegt er zurzeit bei rund 17 bis 18 Prozent. Das ist mehr als lebensbedrohlich. Also, Sie nehmen jetzt Ihren Mann und fahren auf dem schnellsten Weg ins Krankenhaus. Sofort. Sobald er dort aufgenommen ist, können Sie gerne nach Hause fahren und ihm den Schlafanzug bringen. Und wenn Sie das nicht unverzüglich tun, werde ich persönlich einen Krankenwagen holen lassen.“ – „Nein, nein“, erwiderte meine Frau erstaunlich gefasst.

Wir hatten den Arzt zwar den Worten nach verstanden, doch die durchaus schockierende Bedeutung seiner Diagnose sickerte erst langsam in unser Bewusstsein. Wir zeigten zu unserer eigenen Überraschung keine größere Gefühlsregung, und so ermahnte der Lungenfacharzt Silvia noch einmal nachdrücklich beim Abschied: „Bitte denken Sie daran: Sie fahren, sofort, und nicht Ihr Mann!“

Als wir das Behandlungszimmer verließen, schauten Silvia und ich uns ziemlich ernst an und wussten: Das ist kein Spaß mehr. Wir konnten uns nichts mehr vormachen. Die Diagnose war gnadenlos ehrlich. Ich könnte tot sein?! Das saß.

Unser Sohn spürte gleich, dass etwas mit Mama und Papa nicht stimmte. Wir erklärten ihm, der Doktor habe gesagt, dass wir direkt ins Krankenhaus fahren müssten. Jan weinte im Fahrstuhl auf dem Weg nach unten ziemlich heftig, obwohl wir ihm natürlich nicht die ganze Wahrheit gesagt hatten. Aber es gelang uns, unser Kind zu beruhigen. Wir behaupteten, es sei nur noch eine Untersuchung zu machen, die nicht lange dauern werde. Auf jeden Fall fuhren wir auf die unmissverständliche Warnung des Arztes hin auf direktem Weg und ohne vorher wegen des Pyjamas nach Hause zu fahren, geschweige denn irgendwelche anderen Sachen zu holen, ins Krankenhaus. Wir gingen auf die Station, die uns der Arzt genannt hatte. Wir wurden dort bereits erwartet. Ein weiterer Arzt nahm uns freundlich in Empfang. Erneut wurden dieselben Untersuchungen gemacht: Lungenfunktionstest und Blutabnahme. In uns keimte die leise Hoffnung auf, dass vielleicht ein Irrtum vorläge und die vorherigen Messungen fehlerhaft seien. Doch das Ergebnis war ein weiteres Mal ernüchternd: „Wie mein Kollege Ihnen vorhin schon gesagt hat, sind Sie in einem Zustand, in dem Ihre Frau und ich“, so sagte der Arzt, „schon nicht mehr am Leben wären. Also bitte, Herr Kaiser, jetzt geht’s los! Sie müssen sofort nach oben auf die Station.“

Silvia bewahrte die Fassung. Das half mir selbst sehr, mit der Situation klarzukommen. Nachdem ich zur Einweisung auf die Station aus dem Zimmer geführt worden war, fuhr Silvia nach Hause und ließ Jan bei unserer Nachbarin, einer lieben Freundin der Familie. Besonnen und umsichtig packte sie meine Reisetasche mit dem Nötigsten – natürlich vergaß sie auch meinen Pyjama nicht. Währenddessen wurde ich direkt auf die Intensivstation verfrachtet. Wie ich dort hinkam, wer mich begleitete, daran erinnere ich mich nicht mehr genau. Denn ich war schon sehr, sehr müde und das Ganze erschien mir eher wie ein Albtraum als real. Ich fügte mich einfach.

Als Silvia nach knapp einer Stunde wieder ins Krankenhaus zurückkam, fragte sie an der Pforte nach meinem Zimmer. Wie sie mir später erzählte, sagte man ihr daraufhin, sie müsse in die zweite Etage fahren und von dort ins Nebengebäude hinübergehen. Die Intensivstation! Das war für Silvia natürlich ein Schock.

Wer schon einmal eine Intensivstation besucht hat, weiß, wie beklemmend die Atmosphäre dort ist. Allein die endlos lang erscheinende Fahrt im Aufzug fällt schwer, die Ungewissheit tut ihr Übriges. In die Intensivstation kann man auch nicht einfach hineinspazieren und dem Patienten Blumen und Pralinen ans Bett bringen. Die Stationstür war verschlossen. Silvia musste klingeln und sich über eine Sprechanlage anmelden. Eine Schwester kam daraufhin zur Tür und forderte sie auf, einen sterilen Kittel überzuziehen. Erst danach führte man meine Frau zu mir. Der Anblick, den ich mittlerweile bot, war für sie alles andere als einfach zu verkraften: Da lag ihr Mann an Dutzende Schläuche und an eher bedrohlich als beruhigend wirkende Atmungsgeräte angeschlossen. Ich wurde zusätzlich mit Sauerstoff versorgt. Die Apparate kontrollierten ständig, ob und in welchem Maß sich die Sauerstoffwerte in meinem Blut veränderten.

Als Silvia und ich uns wieder einigermaßen gefasst hatten, bemühten wir uns – soweit es in dieser Ausnahmesituation überhaupt möglich war –, uns ruhig und gefasst zu unterhalten. Ich sollte und durfte mich nicht aufregen. Es ist unglaublich schwer, von 100 auf 0 heruntergebremst zu werden und dabei nicht den gesunden Menschenverstand zu verlieren. Mitten aus dem Leben heraus, von jetzt auf gleich mit dem Tod konfrontiert zu werden ist Wahnsinn! Es war wie in einem verdammt schlechten Film. Zumal mir das Atmen nach wie vor unverändert schwerfiel, obwohl man mir Inhalationssprays gab und irgendwelche anderen medizinischen Hilfen, die mir das Luftholen erleichtern sollten. All diese Sofortmaßnahmen führten jedoch nicht zu einer spürbaren Besserung. Ziel der Behandlung war es vielmehr, den Sauerstoffgehalt im Blut nach und nach bis zu einem normalen Sättigungsgrad zu erhöhen. Das gelang nur über Stunden und über die direkte Zufuhr von Sauerstoff.

An meine erste Nacht auf der Intensivstation kann ich mich selbst nur schemenhaft erinnern. Ich greife auf Silvias Erzählungen zurück: Die kommenden Stunden waren, gelinde gesagt, nicht ohne. Da sich mein Kreislauf und der Sauerstoffgehalt erst langsam stabilisieren mussten, war mein Zustand über die Nacht nicht unkritisch. Erst im Laufe des nächsten Vormittags verbesserten sich die Werte langsam, aber sicher und stabilisierten sich. Ich war außer Gefahr! Und atmete zum ersten Mal nach Tagen wieder befreit durch. Es war mittlerweile Freitag, der 14. Juli 2000.

DIAGNOSE COPD

Sobald ich über den Berg war, teilte mir der behandelnde Professor mit: „Sie haben eine COPD." Nun waren das für einen Laien wie mich zunächst nicht mehr als, tja, vier Buchstaben, die mir nicht allzu viel bis gar nichts sagten. Ich folgte den Worten des Arztes und versuchte zu verstehen: Ein Lungenemphysem, davon hatte ich schon einmal gehört. Überblähung der Lunge – was bitteschön sollte das sein? Und in letzter Konsequenz stehe dann, so sagte er, die COPD – die chronisch obstruktive Bronchitis. Das klang auch nicht wirklich bedrohlich. COPD habe zur Folge, fuhr er fort, dass man in dem Augenblick, in dem man die Atemnot zum ersten Mal bewusst verspüre, das Gefühl habe, nicht mehr durchatmen zu können. Genau wie bei mir! Man bekomme nicht mehr genügend Luft und alles, was man tue, selbst die geringste Anstrengung, führe sofort zur Atemlosigkeit.

Diese Diagnose, diese Erkenntnis bereitet einem alles andere als Freude. Ich suchte direkt den Ausweg und fragte den Professor: „Ja, verstanden. Das ist jetzt einfach so. Aber wie steht es mit der Behandlung der Krankheit? Und was kann man tun, damit sich dieser Zustand wieder verbessert, die Atemnot weggeht?" Der darauf folgende Satz war ein Wendepunkt meines Lebens. Der Professor sah mir in die Augen und sagte: „COPD ist nicht heilbar." Dieser eine Satz „Das ist nicht heilbar" ließ mich mehr als nur schlucken. „Das ist nicht heilbar" klang in mir nach wie: Es kann nicht wahr sein, dass du jetzt etwas hast, was nicht mehr weggeht. Doch erst tags darauf traf mich diese Einsicht ziemlich massiv. So lange brauchte ich, um die Tragweite der Diagnose zu verstehen. Mit dieser Erkenntnis war ich in meinem Krankenhauszimmer erst einmal alleine. Ich musste mich an den Gedanken gewöhnen, eine trotz des fortgeschrittenen Stands der heutigen Wissenschaft nicht heilbare Krankheit zu haben.

Nach der Diagnose war da zunächst natürlich viel Verzweiflung. Für Silvia und mich brach eine Welt zusammen. In den ersten Tagen war ich bemüht, mich irgendwie mit dieser Krankheit zu arrangieren. In langen Gesprächen mit Silvia versuchte ich, die Diagnose COPD zu verarbeiten und für mich persönlich und in unser Leben einzuordnen. Wir führten noch im Krankenhaus lange Gespräche mit dem Arzt, wollten in erster Linie verstehen, was COPD eigentlich genau bedeutet. Doch wir konnten keine für uns erschöpfenden Antworten finden. COPD blieb abstrakt, eine wissenschaftliche Bezeichnung. Außer der soeben überstandenen Bedrohung hatte COPD noch keinen Bezug zu unserem Leben. Und mit dem Jenseits wollte ich mich, gerade erst aus der Intensivstation entlassen, in letzter Konsequenz schon gar nicht ernsthaft beschäftigen. Ich stellte mir diese Frage schlicht und einfach nicht. Ich versuchte, meine innere Ruhe zu finden, mich mit der Todesperspektive zwar abzufinden, aber sie nicht als greifbare Option anzunehmen.

Kurz nachdem ich die erschütternde Diagnose erhalten hatte, besuchte mich der Krankenhausgeistliche. Er wollte mich trösten und mir erklären, dass das Leben trotz und mit der Krankheit weitergehe. Ich erkannte in ihm einen alten Bekannten aus dem Rekreationsraum des Kapuzinerklosters, in dem ich mich schon viele Male aufgehalten hatte. Hier hatte ich mit den Mönchen lange und interessante Diskussionen zu Religion und Philosophie geführt. Ich verband angenehme Erinnerungen mit den Kapuzinermönchen, obwohl meine erste Begegnung mit ihnen nicht unter guten Vorzeichen gestanden hatte. Sie lag zwar schon weit zurück, weit vor meiner Krankheit, aber das Wiedersehen erfreute mich dennoch. Ich hatte die Kapuziner vor Jahren kennengelernt, als meine Tochter und mein Sohn noch klein waren und wegen einer heftigen Magen-Darm-Infektion im dortigen Krankenhaus lagen. Die Mönche hatten schon damals einfühlsam versucht, meiner Frau und mir Trost zu spenden. Denn vor allem Annalena ging es damals nicht so gut. Und schon damals konnte ich meine Gefühle besser mit mir selbst ausmachen. Auch diesmal versuchte ich wieder, alles mit mir selbst zu regeln. Der Krankenhausgeistliche hörte mir freundlich und geduldig zu, als ich ihm meine Einstellung, meine Sichtweise darlegte: Man müsse das einfach nur relativieren. Es gebe von jeder Krankheit, auch von COPD, eine Steigerung. Ich hätte doch genauso gut ein Lungenkarzinom haben können. Das hätte für mich das unmittelbare Todesurteil bedeutet. Ich sei nur chronisch krank. In mein Leben sei also durch COPD lediglich eine Krankheit getreten, die zwar im Moment, nach dem heutigen Stand der Medizin, nicht heilbar sei, die mich aber, wenn ich mein Leben umstellen und darauf ausrichten würde, nicht umbrächte. So jedenfalls hatte mir das der Professor erklärt. Und das hatte ich dankbar als positive Perspektive für mich angenommen.

Aus diesem Denkansatz heraus versuchte ich nun, mein ganzes Leben neu auszurichten und auf die Reihe zu bringen. Ich bemühte mich, alle Einschränkungen, alle Dinge, die mir im Zusammenhang mit meiner COPD unterkamen und bewusst wurden, positiv zu sehen und einzuordnen. Ich führte mir immer wieder vor Augen, dass es noch schlimmere Dinge gibt, die Menschen widerfahren können, als eine chronische Erkrankung, wie ich sie hatte. Mit dieser Bewertung gelingt es einem, mit einer Situation wie der meinen klarzukommen. Und so sagte ich das auch meiner Frau: „Silvia, wir dürfen das jetzt nicht so dramatisch sehen. Wir müssen vielmehr versuchen, mit der Situation zurechtzukommen, und uns bemühen, auch positive Aspekte zu sehen.“ Ich versuchte, das Ganze sogar mit Humor zu nehmen. „Wir werden in Zukunft viel Geld sparen, denn Rauchen werde ich sicher nicht mehr.“ Nach knapp einer Woche wurde ich mit relativ normalen Blutsauerstoffwerten aus dem Krankenhaus entlassen.

Wie bereits länger für die Sommerferien geplant, fuhren wir daraufhin erst einmal mit den Kindern nach Österreich in Urlaub. Mit den Bergen verbinden Silvia und mich durch zahlreiche gemeinsame Urlaubsaufenthalte bereits sehr viele angenehme Erinnerungen und wir freuten uns sehr darauf, Zeit für uns und die Kinder zu haben und Abstand zu gewinnen. Nach zwei Wochen kamen wir zurück.

Meinen ersten Auftritt nach diesem Vorfall hatte ich noch während unseres Urlaubs in Wiesbaden. Ich flog dafür extra von Innsbruck nach Frankfurt und retour. Das war spannend für mich. Wegen meines Krankenhausaufenthaltes mussten in dieser Woche nur eine Radiogala und ein Auftritt beim Fernsehgarten abgesagt werden. Mein Management begründete diese Absage mit einer heftigen Bronchitis und einer akuten Lungenentzündung.

DIE KUNST DES VERSTECKSPIELS

Während des Entlassungsgespräches gab mir der Professor noch Folgendes mit auf den Weg: „Sie müssen sich über eines im Klaren sein: Der gesundheitliche Zustand, in dem Sie eingeliefert wurden, kann jederzeit wieder eintreten. Sie sollten künftig unbedingt stark verrauchte Räume meiden, Sie dürfen selbstverständlich nie wieder in Ihrem Leben auch nur eine Zigarette rauchen und Sie müssen vor allem darauf achten, sich keine Infektionen einzufangen, die Ihre Lunge unnötig belasten."

Mit diesen so einfach klingenden Hinweisen meines Professors verließ ich das Krankenhaus, richtete mein Leben möglichst unauffällig darauf aus und war fortan peinlich bemüht, meine Krankheit für mich zu behalten. Dass ich als verantwortungsbewusster Familienvater vom passionierten Raucher zum Nichtraucher wurde, war nachvollziehbar und verwunderte niemanden nachhaltig. Darüber hinaus verdonnerte ich jedes Familienmitglied in eindringlichen Gesprächen dazu, meine Erkrankung für sich zu behalten. Es sollte ja nicht herauskommen, dass ich COPD habe. Und niemand sollte denken, ich sei auch nur ansatzweise gesundheitlich angeschlagen und nicht mehr ganz der Alte. Rückblickend war es jedoch alles andere als fair und dazu noch kurzsichtig von mir, meiner Frau und meinen Kindern diese Last des Stillschweigens aufzubürden. Sie sollten gemeinsam nach außen hin für mich lügen und weiterhin so tun, als sei alles unverändert und wie immer. Was die Krankheit wirklich bedeutet und wie einschneidend sie unser alltägliches Leben verändern würde, sollten uns allen erst die kommenden Tage, Wochen und Monate zeigen.

Mir war klar, dass die neue Zeitrechnung, die für mich, meine Frau und meine Familie mit der Diagnose angebrochen war, wie für jeden

Menschen nicht auf die Ewigkeit ausgerichtet sein würde. Aber ich war fest entschlossen, jeden einzelnen Tag so lebenswert und bewusst wie möglich mit Leben zu erfüllen. Etwas bricht weg – und etwas Neues entsteht aus dem Nichts. Ich erkannte, dass es die einfachen Dinge des Lebens sind, die anderen, gesunden Menschen vielleicht komplett banal erscheinen mögen, die wirklich zählen. Für mich war es die Familie, meine Frau, die Kinder. Sie waren es, ihre Liebe, die mir das Leben retteten. Und natürlich die Musik. Wenn es nach einigen Publikationen der sogenannten Regenbogen- oder auch Boulevardpresse ginge, hätte ich zwar mein Verfallsdatum bereits mehrfach überschritten, aber ich werde meine geschenkte Zeit nutzen!

Doch bevor ich so weit war, hatte ich noch einen schweren Kampf auszufechten – den Kampf mit meiner inneren Stimme. „Warum tust du nicht, was du wirklich willst?“, fragte mein Gefühl. Und ich folgte der Verlockung, die Situation einfach zu negieren, sie aus meinem Leben zu verbannen, die Augen davor zu verschließen, um so weiterzumachen, wie wir am Vorabend des 12. Juli 2000 eingeschlafen waren: gesund, erfolgreich, von einem lustigen Abend mit Freunden angenehm angeregt und berauscht und auch nach annähernd 30 Jahren auf der Bühne mehr denn je als Live-Künstler gefeiert.

Da ich wusste, dass ich sowieso niemals mehr vollständig gesund sein würde, zweifelte ich schon bald daran, ob es sinnvoll sei, mein Leben nach der neuen Situation auszurichten. Mein Stolz sagte mir, ich müsse weiterhin erfolgreich sein. Noch dazu stand mir meine eigene Bequemlichkeit im Weg. Ich wollte mich keinen Diskussionen stellen, wollte mich nicht wieder mit der Presse konfrontiert sehen, nachdem ich in dritter Ehe mit meiner Traumfrau Silvia und mit unseren zwei gemeinsamen, zauberhaften Kindern endlich angekommen war.

Aber schon bald machten erste Spekulationen über mich in den Medien die Runde. So sehr ich mich auch bemühte, ich konnte meine Atembeschwerden nicht vollständig überspielen. Mein Gesundheitszustand war von meiner Tagesform und zudem stark von den Bedingungen meines Umfelds abhängig. In Veranstaltungshallen und TV-Studios herrschen selten optimale Luftverhältnisse. Das provozierte bei mir Husten und erschwerte mir das Luftholen. Die Medien spekulierten wider besseren Wissens über Alkohol, Medikamente, Drogen, Zerwürfnisse in der Familie, Stress mit den Kindern, Ärger mit meiner Ex-Frau Anja und unserem Sohn Hendrik, der mit seiner Mutter auf Sylt lebt. Sie fanden auch ohne – oder gerade ohne – mein Zutun schlagzeilenträchtige Gründe für die kleinste Ausfallerscheinung, die vielleicht bei einem anderen Künstler, der ein weniger bewegtes Leben als ich gelebt hatte, überhaupt keine Aufmerksamkeit erregt hätte. Immer wieder reflektierten die Medien ungefragt über mein Leben und das meiner Familie – mit Vorliebe leider mit einem deutlichen Hang zur negativen Sensation. Das machte es nicht gerade einfacher, mich der neuen Herausforderung in meinem Leben zu stellen.

Die Diagnose COPD ging ans Eingemachte, an die Substanz. Für mich als Sänger ging es – so sah ich es damals – um alles oder nichts. Ich dachte wirklich, alles werde wieder gut, wenn ich nur entschlossen genug die Nase in den Wind hielte und Haltung bewahrte. Dann sähe man schon früh genug, wohin die Reise ginge. Ich belog mich jeden Tag selbst.

In einem Magazin hatte ich einen Artikel über Möwen, sogenannte Sturmtaucher, gelesen. Diese Möwenart hat die Lufthoheit auf Neuseeland. Menschen und Möwen seien sich in einer Hinsicht sehr ähnlich, hieß es in diesem Beitrag: Mutig machten sie das Beste selbst aus den widrigsten Lebensbedingungen. Ich fasste denselben Entschluss: Ich würde mich nicht unterkriegen lassen! Wenn ich die Krankheit nicht beachtete, dann wäre sie auch nicht existent, redete ich mir ein.

Was immer ich tat, ich begann, mir selbst einzureden und vorzulügen, dass alles in bester Ordnung sei. Auch bei mir zu Hause im alltäglichen Leben. Wenn ich zum Beispiel eines unserer Kinder in die obere Etage trug, gab ich die dabei aufkommende Atemnot anderen gegenüber nicht zu. Wenn ich schwere Sachen trug, Koffer, Getränkekisten et cetera, gestand ich meine Atemnot nicht ein. Und so gab ich alle Dinge, die mir natürlich im täglichen Leben schwerer fielen, nach außen hin einfach nicht zu und glaubte, die anderen merkten das nicht. Ich war doch schließlich ein ganzer Kerl!

Dieses im Rückblick unvernünftige Verhalten und die Weigerung, mein Leben und Verhalten auf mein unerwünschtes Handicap COPD auszurichten, hatte natürlich zur Folge, dass sich meine Konstitution im Laufe der kommenden Monate und Jahre schleichend eher verschlechterte als stabilisierte. Durch meine Unvernunft, Schwächen nicht zuzugeben, übertrieb ich es wissentlich an allen Ecken und Enden. Ich war zwischenzeitlich tatsächlich der festen Überzeugung, dass die Krankheit in meinem Leben auch nicht stattfände, wenn ich nur fest genug daran glaubte.

Beruflich hatte ich für mich dieselbe Konsequenz gezogen wie im Privatleben. Ich nahm meine Auftritte wahr und versuchte dabei, so normal wie möglich zu wirken – auch für meinen Manager und die Mitglieder meiner Band. Ich dachte ernsthaft, keiner bemerke meine gesundheitliche Beeinträchtigung. Das war natürlich ein ganz fataler Irrtum. Selbstverständlich konnte ich den Anschein nicht über die Jahre aufrechterhalten, vor allem nicht den Menschen und Freunden gegenüber, die mich schon seit so vielen Jahren begleiten und mir nahe stehen. Doch ich beharrte stur darauf, alles sei in bester Ordnung, und wurde zuweilen auch recht harsch und ungehalten, wenn man das Gespräch suchte und Hilfe anbot. Denn Freunde, Band und Management ließen nicht locker, fragten immer wieder besorgt und freundschaftlich nach. Ich empfand das damals als unerwünschte Einmischung in mein Privatleben. Dabei wollten sie mir lediglich Brücken bauen und die Hand reichen. Alle und alles schoss ich in den Wind. Ich wurde ungerecht, um mich nicht der Wahrheit und den für mich unüberschaubaren Konsequenzen stellen zu müssen, die sich ja zwangsläufig daraus ergeben würden. Ich konnte und wollte mir das Szenario nicht vorstellen, das sich ergeben würde, falls meine Erkrankung öffentlich würde. Meine Erfahrungen mit den Medien waren ja auch aus vielen Jahren in der Öffentlichkeit – durch meine Scheidungen und mein Leben, das man durchaus in vielerlei Hinsicht als in vollen Zügen gelebt bezeichnen kann – nicht gerade von Vertrauen und gegenseitiger Freundschaft geprägt .

Und die Medien trugen auch bis auf wenige Ausnahmen ihr Übriges dazu bei, dass sich die Situation verschärfte und nicht entspannte. Die Tagespresse in und um Dresden beteiligte sich dankenswerterweise nicht an den Spekulationen und feierte mich von Jahr zu Jahr mehr. Bis auch dort im Jahr 2006 mein jährliches Kaiser-Mania-Konzert für mich zur Bedrohung wurde, weil ich im Publikum Journalisten vermutete, die nur darauf aus waren, Schwächen aufzudecken und anzuprangern.

Beruflicher Erfolg war für mich ja auch gleichbedeutend mit Dominanz. Ein Mann hatte stark zu sein. Ich will mal pauschal annehmen, dass das eine typische Eigenschaft von Männern ist, ein Selbstbild, ein Zerrbild. Ich nehme mich da keinesfalls aus, sondern möchte mich vielmehr als ein Musterexemplar dieser Gattung bezeichnen. Männer scheinen nicht zugeben zu können, dass sie eine Verletzlichkeit und Schwäche einholen kann, dass sich etwas in ihrem Leben zeigt, was sie ihre Vitalität kosten kann. Ganz besonders schlimm war dabei, dass ich immer wieder von meiner Frau verlangte, bloß nicht, bloß nicht darüber zu reden, dass ich ein nachhaltiges Handicap habe. Ich brachte sie damit in eine furchtbare Lage. Alle versuchten ja, mit ihr Kontakt zu bekommen und von ihr zu erfahren, was denn los sei. Mich sprach keiner an, man fragte sie und nicht mich. Und irgendwann konnte sie dem Druck nicht mehr standhalten, ewig so zu tun, als gäbe es nichts Erzählenswertes. So konstruierte ich eine Geschichte, ließ nach außen verlauten, meine Krankheit, die ich da erst seit Kurzem hatte, sei eine verschleppte Lungenentzündung, die nun auskuriert sei. Das war mein Lügenkonstrukt. Mit der Zeit veränderte ich mich bei meinen Bühnenauftritten und meinen Auftritten in Fernsehsendungen oder bei Autogrammstunden insofern, dass ich immer Sorge hatte, jemand könne meine Kurzatmigkeit bemerken.

Und dieser psychische Druck verstärkte meine Kurzatmigkeit noch um einiges. Um nicht beobachtet zu werden, mied ich sogar die Nähe meiner Kollegen, zog mich in meine Garderobe und in Hotels zurück und ging so etwaigen Gesprächen und lästigen Fragen aus dem Weg. „Hallo Roland, wie geht's?", war für mich keine freundliche Begrüßungsfloskel mehr, sondern eine latente Bedrohung. Roland Kaiser sei aber ganz schön arrogant, hieß es, eigenartig, ein komischer Kauz. Dabei versuchte ich lediglich, unter allen Umständen meine Atemnot zu überspielen und den zunehmenden Hustenreiz zu unterdrücken.

Jeder, der schon einmal mit einer Erkältung in einem Konzert saß und sich dachte, jetzt darfst du aber auf keinen Fall husten, saß – von einem Hustenreiz nach dem anderen gequält – mit an Sicherheit grenzender Wahrscheinlichkeit zwischen Menschen, die sich durch das Husten gestört fühlten. Mir ging es ähnlich.

Und das führte zu Irritationen in der Öffentlichkeit, dazu, dass meine Frau angesprochen wurde: „Was hat er denn? Was ist denn los? Trinkt er vielleicht oder hat er sonst irgendwas? Nimmt er was?" Die Menschen spekulierten immer wilder, die Gerüchte kochten hoch und trieben die kuriosesten Blüten. Sie wurden zu einer ernsthaften Bedrohung für meine berufliche Karriere und belasteten mein Familienleben auf eine nicht mehr zumutbare und intolerable Weise. Das durfte ich in dieser Form weder privat noch als Sänger weiterhin ignorieren.

AUSWIRKUNGEN AUF FAMILIE UND PARTNERSCHAFT

Vor allem meine Frau belasteten die nach Sensationen heischenden Titelzeilen so, dass sie sich allein mit dem Verstand nicht mehr dagegen wehren konnte. Sie war emotional so betroffen, dass sie immer weniger Freude daran hatte, vor die Tür zu gehen. Sie hatte gemütliche Stadtbummel und Besuche im Freundeskreis schon nahezu vollständig eingestellt. Und ich hatte das alles lange Zeit nicht bemerkt, so sehr war ich mit mir selbst beschäftigt gewesen! Alles hatte sich auf mich konzentriert. Zum Glück wurde mir das rechtzeitig bewusst. Sonst hätte diese Spirale unsere Beziehung vielleicht zu einem späteren Zeitpunkt unwiederbringlich aus dem Gleichgewicht geworfen. Indem ich den Blick nicht mehr nach innen richtete, auf mich und meine Atmung, die mein Leben dominierte, öffnete sich mein Blick für mein Umfeld. Das hatte sich komplett nach mir ausgerichtet. Ich war der Pol, um den sich das Familienleben drehte. Silvia klagte nicht, motivierte mich, gewann jeder Situation etwas Positives ab. Doch ich kenne sie gut genug, um zwischen den Zeilen zu lesen und ihre Blicke zu deuten, wenn sie sich unbeobachtet wähnte. Müdigkeit und Resignation lagen in ihren Zügen, wenn sie mit ihrer Schwester oder Freundinnen am Telefon plauderte, wenn draußen die Sonne schien und der Frühling zum Ausflug lockte. Doch wir blieben zu Hause, machten es uns im Garten gemütlich. Es fehlte uns an nichts – nur an der Freiheit zu gehen, wann und wohin wir beziehungsweise vor allem Silvia wollten. Aus Liebe und Sorge wich sie nicht von meiner Seite. Sie teilte alles mit mir – auch die zunehmende, selbst gewählte Isolation, in der ich mich vor neugierigen Blicken sicher fühlte.

Ich konnte und durfte durch meinen Beruf und die damit verbundenen Reisen ausbrechen. Meine Konzerte waren Fluch und Segen zugleich. Ich ging ja unter Menschen, wenn auch jedes Mal zunächst mit einem gewissen Widerwillen. Mein innerer Schweinehund war zuweilen schon recht hartnäckig. Und war der erste Schritt getan, hatte ich unglaublich viel Freude mit der Musik und tankte Energie durch den Enthusiasmus, mit dem das Publikum mich bei meinen Auftritten feierte. Das war Leben pur! Für Augenblicke gab ich mich im warmen Rauschen des tosenden Beifalls der Illusion hin, meine Krankheit abschütteln zu können. Tatsächlich atmete ich befreiter. Die Entspannung, die allgemeine Zustimmung streichelten mein Selbstbewusstsein und taten mir zudem spürbar rein körperlich gut. Doch während ich meine beruflich bedingten Auszeiten nahm, blieb Silvia zu Hause bei den Kindern, führte das Büro und hielt an der administrativen Front die Stellung.

Mir wurde klar, wie egoistisch ich ihre Liebe und Fürsorge angenommen, ja aufgesogen hatte. Ich hatte es für selbstverständlich genommen, dass Silvia aus falsch verstandener und von mir eingeforderter Liebe zu mir meine Lügen deckte. Zudem musste sie mit der Belastung alleine zurechtkommen, die diese Krankheit natürlich auch für sie bedeutete. Auch wenn bei uns zu Hause der Fernseher für ein gutes Gespräch oder Buch aus bleibt, hatten wir ein Thema zunehmend gemieden: die COPD. Silvia hatte über lange Zeit weder in mir, geschweige denn in einem Dritten einen Gesprächspartner. Denn ich wollte von der COPD überhaupt gar nichts mehr hören. Mit meiner Verweigerungshaltung der Wahrheit gegenüber überforderte ich sie schlicht.

Die unbestritten objektiven Messwerte meines mich seit meinem ersten Krankenhausaufenthalt behandelnden Professors hatte ich in dieser ersten Zeit des Versteckspiels und der Geheimniskrämerei ebenfalls ins Negative verkehrt. Dies, die Tatsache, dass sich meine Werte durch meine Ignoranz und den damit verbundenen körperlichen Raubbau schleichend verschlechterten, und meine Weigerung, meine Krankheit unter keinen Umständen zuzugeben, bildeten gemeinsam einen alles andere als fruchtbaren Nährboden dafür, optimal mit der Krankheit umzugehen. Was sollten denn andere Menschen für eine Chance haben, wenn ich mir selbst jede Grundlage entzog, das Beste aus den nun einmal unwiderruflichen Umständen zu machen? Ich hatte mich selbst in eine Situation manövriert, in der ich auf immer mehr Unverständnis und Ablehnung stieß.

Vor allem Fernsehaufzeichnungen waren mir ein Gräuel. Das unerbittliche Auge der Kamera, die gleißenden Scheinwerfer, die trockene, heiße Luft in den Studios stellten mich jedes Mal vor eine Herausforderung.

Sollte ich lange Wege gehen, schob ich meinen Manager und technischen Leiter Roger vor, ging mit Vorgaben an den Start, die bei den TV-Redaktionen auf Unverständnis stoßen mussten, weil sie ja über meinen Gesundheitszustand nicht Bescheid wussten. Roger setzte mich im wahrsten Wortsinn ins richtige Licht. Fotografen kamen erst gar nicht an mich heran, wenn er es irgendwie vermeiden konnte. Ich wusste damals noch nicht, dass er längst ahnte, was mit mir los war.

Während andere noch im Dunkeln tappten – waren das jetzt Starallüren, hob der Kaiser ab? – hatte er schon das Auffangnetz unter meinem Trapez gespannt. Mein Team tastete sich in vertrauensvollen Gesprächen an die Wahrheit heran, wartete auf ein offenes Wort von mir. Niemand drängte mich. Sie gaben mir Zeit. Danke für den Respekt und die Toleranz, mit der ihr mir begegnet seid und die mich über Jahre begleitete!

Wer nicht so vertraut mit mir war, sah hinter der Bühne, auf dem Weg zwischen Garderobe und Auftritt nur mein offensichtliches Verhalten: schroff, kurz angebunden, unnahbar, arrogant, selten ein Lächeln. Zum Glück hatte ich Erfolg und durfte mir bis zu einem gewissen Grad Extravaganzen erlauben. Zumal ich mit meinem Freund Roger und dem Promotionteam der Plattenfirma eine Crew an meiner Seite hatte, die für mich ein Umfeld schuf, in dem ich mich unbehelligt von Nachreden bewegen konnte.

Dabei machte ich mir das Leben doch nur selbst unnötig schwer. Wenn ich zum Beispiel bei einer Fernsehsendung zusagte, aber keinem offenbarte, dass mich lange Wege anstrengen und aus Angst vor Atemlosigkeit automatisch in Stress versetzen, dann konnte ich es dem Regisseur auch nicht verdenken, wenn er vorschlug: „Pass mal auf, folgende Idee: Du machst das und das, dann gehst du da hinüber und die Treppen hoch ins Publikum, kommst wieder runter und gehst anschließend durch die Halle zurück – und dann proben wir gleich den nächsten Titel." Was sollte er denn machen? Er wusste doch gar nicht, dass mich das überanstrengte. Hätte ich mich ihm offen anvertraut, dann hätte er es auch nicht von mir verlangt. Niemand würde einem blinden Sänger wie beispielsweise Andrea Bocelli ins Drehbuch schreiben, dass er in einer TV-Show durch die Halle wandeln oder die Treppe hochgehen muss (mit der vagen Anweisung: „Da hinten …"). Wenn ich den Regisseuren, TV-Redakteuren und Kameraleuten nicht sagte, dass mich das unverhältnismäßig mehr anstrengte als Kollegen, die besser bei Puste sind, dann konnte ich auch nicht erwarten, dass man Rücksicht nimmt. Das war mein größter Fehler: Es dauerte zu lange, bis ich erkannte, dass eine Schwäche nur dann eine Schwäche ist, wenn man sie nicht zugibt. Man kann aus vermeintlichen Schwächen Stärken machen, wenn man sich zu ihnen bekennt und die Energie ins Positive verkehrt. Und der absolut größte Fehler war, die Mitarbeiter des eigenen Teams darüber nicht zu informieren. In meinem Fall hieß das konkret, Roger nichts zu sagen, obwohl er nun wirklich der zuverlässigste und umsichtigste Begleiter ist, den ich mir nur an meiner Seite wünschen kann. Ich hätte ihm bloß einen Fingerzeig geben müssen, und er hätte die Situation maßgeblich entschärft, indem er etwa den Parkplatz so gewählt hätte, dass sich die Wege verkürzen, und alles von mir ferngehalten hätte, was mich gestresst hätte. Zeitnot wäre erst gar nicht aufgekommen, weil ich vermeintlich „trödelte", lässig schlenderte, auf den letzten Drücker ankam. – Aber ich verbat mir jedes klärende Gespräch, und das ging auf Kosten meiner Gesundheit. Dabei tappte ich sehenden Auges und hoch erhobenen Hauptes in meine eigene Falle. Rückblickend bedauere ich, dass ich nicht die Größe und vor allem nicht den Mut besaß, diese – objektiv betrachtet – absoluten Kleinigkeiten anzusprechen. Stattdessen ging ich weite Wege. Der damit verbundene Stress und das fiktive

Szenario, das sich in meiner Phantasie abspielte – nämlich plötzlich vor laufenden Kameras wirklich in größte Not zu geraten –, das war einer meiner größten Fehler überhaupt.

EIN KAISER-JAHR

Ich arbeitete wie noch nie. Ich sprudelte über vor Ideen und Kreativität. Als Ausgleich für die zeitweilige körperliche Lethargie, in die meine angeschlagene Atmung mich privat zwang, stürzte ich mich beruflich von einer Aufgabe in die nächste. Wir nahmen ein Album auf. 2002 war ein Kaiser-Jahr. Ich feierte meinen 50. Geburtstag und zugleich annähernd 30 Jahre Bühnenjubiläum mit der Tournee „Alles auf Anfang". Sie war nach der gleichnamigen Longplay-CD benannt. RPR zeichnete mich beim „Internationalen Schlagerpreis" als „Sänger national" aus, und ich bekam durch den damaligen Bundeskanzler Gerhard Schröder, den ich als überzeugter Sozialdemokrat im Wahlkampf unterstützt hatte, den „Beschäftigungs-Förderpreis des Solidarfonds Castrop-Rauxel" verliehen.

„Alles auf Anfang" hieß mein im Herbst 2001 veröffentlichtes Album – und treffender hätte für mich ein CD-Titel in diesem Jahr nicht sein können. Dieses Album stieg nur eine Woche nach Veröffentlichung in die Charts ein, und es schloss sich ein Fernsehmarathon an. Nicht weniger als zwei Dutzend TV-Gastspiele folgten in den ersten vier Wochen. Rund ein Jahr später, 2002 auf Tournee, suchte ich den Kontakt zu den Fans, meinem Publikum. Routine ist für mich ein Fremdwort. Der Album- und Tourneetitel war für mich auch eine Verpflichtung – und lenkte mich von meiner Krankheit ab. Ich wollte es wissen! Ich suchte und fand das Gänsehaut-Feeling auf den Konzertbühnen. Ich hatte mich mit dem täglichen Kampf arrangiert. Mein gesundheitlicher Zustand, die damit verbundenen Beschwerden wurden für mich zur Normalität. Und waren damit zu vernachlässigen. Eine Null unter dem Strich. Doch die Rechnung hatte ich ohne meine COPD gemacht. 2004 folgte die Tournee „Zeit für Gefühle" mit Claudia Jung und Michelle. Sie führte uns in 29 Städte in Deutschland und Österreich.

In den Jahren 2002 bis 2004 mogelte ich mich, oder besser noch: kämpfte ich mich mit dem Handicap der COPD gesundheitlich durch und verhielt mich zunehmend fahr- und nachlässig. Mit den Monaten und Jahren gewöhnte ich mich bis zu einem gewissen Grad daran. Meine Frau und ich konnten und wollten uns wohl auch nicht (mehr) vorstellen, dass sich die Krankheit verschlechtern könnte.

Ich nahm zwar in regelmäßigen Abständen meine Termine für die Routineuntersuchung bei meinem mich behandelnden Professor wahr, aber eher aus Pflichtgefühl heraus als aus Überzeugung oder gar deshalb, weil ich die Notwendigkeit einsah. Ich hatte aufgehört zu rauchen, nahm meine Medikamente, hatte meine Atemtechnik trainiert und meine Atmung stabilisiert. Wir dachten, das bliebe jetzt so. Zwar nicht optimal, aber bis zu einem gewissen Grad optimiert und alltagstauglich nivelliert. Jeder hat kleine Schönheitsfehler, die er versteckt, – meiner war eben die COPD.

Nachdem wir im Herbst 2003 in das wunderschöne und idyllisch gelegene Fachwerkhaus eines denkmalgeschützten Bauernhausensembles in einem Stadtteil von Münster gezogen waren, fühlte ich mich immer matter. Meine zunehmende Erschöpfung schob ich jedoch weniger auf mein chronisches Lungenleiden als vielmehr auf den zurückliegenden Umzug und die Erkältungsinfekte, die die kalte Jahreszeit eben mit sich bringt. Für meinen Husten, der sich verschlimmert hatte, machte ich zudem das zwar liebevoll renovierte, aber dennoch unbestreitbar alte und – so vermutete ich – feuchte Haus verantwortlich, in dem wir neuerdings wohnten. Das würde sich mit dem Frühjahr und den steigenden Außentemperaturen schon wieder bessern. Um Ausreden und gute Gründe war ich noch immer nicht verlegen.

Ostern 2004 konfrontierte mich jedoch erneut so mit meiner COPD, dass ich notgedrungen eine Atempause einlegen musste.

Wir hatten auf dem Feld hinter dem Haus ein großes Osterfeuer aufgeschichtet und Freunde, Nachbarn und Verwandte dazu eingeladen. Doch anstatt mit Silvia von der Terrasse aus zum hoch aufgeschichteten und hell lodernden Feuer hinüberzugehen, hielt ich mich permanent in der Nähe des Hauses auf. Den ganzen Abend über rührte ich mich nicht vom Fleck, stützte mich auf einen Holzstapel auf und fand eine entspannte Körperhaltung, die mir das Atmen erleichterte. Wem auffiel, dass ich die Feier recht ruhig und zurückgezogen verfolgte, wurde von Silvia und mir mit der Erklärung zufriedengestellt, dass ich gesundheitlich angeschlagen sei: „Der Umzug, die viele Arbeit, der Winter, ihr wisst schon …"

Nach den Osterfeiertagen konnte ich mir nicht mehr selbst helfen. Also ging ich aus eigenem Antrieb erneut für eine knappe Woche ins Krankenhaus, um mich dort stationär besser einstellen zu lassen. Ich sagte zwei Termine ab sowie die Einladung zum 60. Geburtstag des damaligen Bundeskanzlers Gerhard Schröder.

Im Krankenhaus erhielt ich von meinem Professor nicht nur medikamentös, sondern auch psychologisch ein grundsätzliches „Update", einen Crashkurs für ein zukünftig verantwortungsvolleres Verhalten und meinen alltäglichen Umgang mit meiner Krankheit.

Mein Leben sollte sich noch einmal drastisch verändern, nahm mir noch mehr Freiheit und Mobilität: Ich verabschiedete mich von unseren geliebten Familienurlauben in den Bergen und von bequemen Flugreisen. Höhe war nicht gut für mich, belastete unnötig meine Lunge und meine Atmung.

Sobald ich das Krankenhaus verlassen hatte, begann eine neue Zeitrechnung. Nach der Diagnose der COPD im Jahr 2000 hatte ich wie viele andere Patienten auch mit einer Hyperkompensation reagiert. Ich wollte auf Teufel komm raus meine Leistungsbereitschaft und -fähigkeit beweisen und bürdete mir Aufgaben auf, die ich als gesunder Mann niemals gemacht hätte. Statt beispielsweise einen Wasserkasten zu tragen, wie es normal wäre, schleppte ich zwei auf einmal.

Ich hatte zu viel Energie vergeudet, die ich weitaus sinnvoller hätte einsetzen können. Jetzt musste ich meine COPD möglichst schnell akzeptieren und mit der Krankheit und mir ins Reine kommen. Doch auch wenn ich mit meinen Kräften innerhalb der eigenen vier Wände fortan besser haushielt, war ich weiterhin bemüht, nach außen den Anschein der Normalität aufrechtzuerhalten. Ich begann, mich erstmals mit dem Gedanken anzufreunden, dass sich meine vermeintliche Schwäche in Stärke umkehren würde, sofern ich sie mir endlich eingestehen würde. Durch die Ruhe- und Atempausen, die ich mir nun selbst auferlegte, verlor meine Welt zwar an Dimensionen, gewann aber durchaus an Qualität. Meine Familie genoss die Zeit mit mir.

Ich versuchte also, meinem zweiten Lebensabschnitt gedanklich positive Aspekte abzugewinnen, doch ich musste auch der Realität ihren Tribut zollen: Aus Sicherheitsgründen musste ich dafür sorgen, dass mein Körper die ganze Nacht über und tagsüber zumindest für einige Stunden ausreichend Sauerstoff bekam, sodass meine Organe arbeiten und funktionieren konnten. Ohne diese Vorsorgemaßnahmen könnten durch eine mögliche Unterversorgung mit Sauerstoff unter Umständen später organische Folgeschäden auftreten. Vorsorge – das bedeutete für mich jedoch, auch auf Reisen ein Sauerstoffgerät mitzunehmen. Welche Herausforderung bei meiner berufsbedingten Reisetätigkeit und meiner Unfähigkeit, über meine Krankheit zu sprechen! Ich entwickelte eine wahre Meisterschaft darin, alles wunderbar zu kaschieren, zu verstecken und so zu gestalten, dass es keiner merkt.

Silvia und ich übten uns zunehmend „professionell" in diesem Versteckspiel. Dennoch brodelte die Gerüchteküche immer stärker. Zugleich erhöhte sich der Druck auf meine Frau durch die Stimmungsmache und immer penetrantere Recherche einiger sogenannter Journalisten. Sie schreckten auch nicht davor zurück, im Sommer unangemeldet unser Wohnzimmer durch die Terrassentür zu betreten. Telefonklingeln kündigte keine Kontaktaufnahme von Freunden mehr an, sondern bedeutete in erster Linie Alarm. Wer war da wohl wieder in der Leitung? Silvia begann in immer kürzeren Abständen mit mir zu diskutieren: „Pass mal auf, diese ständigen Gerüchte und die Fragen der Leute, ich mach das nicht mehr mit. Du kannst es mir und auch den Kindern nicht mehr länger zumuten, ständig für dich zu lügen."

DICKE LUFT

Irgendwann schwand Rogers Bereitschaft, ständig stillzuhalten und alles hinzunehmen. Er wurde zunächst hellhörig, dann misstrauisch. Sollte ich wirklich so wenig Vertrauen in ihn haben? Als mein langjähriger Freund und eingeschworener Mitarbeiter suchte er interessiert und geduldig immer wieder das Gespräch. Doch ich blockte stets ab und wechselte das Thema.

Irgendwann gab es erneut lange Diskussionen zwischen meiner Frau und mir. Sie sagte: „Die Leute munkeln, du würdest zu viel Alkohol trinken oder Drogen nehmen. Es ist schlimm, was da alles kursiert. Du musst den Gerüchten ein Ende setzen, bevor sie dein Ansehen völlig zerstören. Lass uns überlegen, ob wir deine Krankheit nicht lieber doch öffentlich machen."

So hatte beispielsweise eine bundesweit erscheinende Boulevardzeitung getitelt: „Suff?" Ich soll auf der Bühne gelallt und gepöbelt haben. Mein Rechtsanwalt erklärte dazu:

„Herr Kaiser war nicht betrunken und hat auch nicht gepöbelt! Er hat vor dem Auftritt lediglich ein Glas Wein genossen – unter Zeugen. Richtig ist aber, dass Herr Kaiser an diesem Abend geschwächt war, weil er die Windpocken hatte. Einen Tag zuvor lag er sogar noch im Krankenhaus. Möglicherweise stand er beim Auftritt noch unter Einwirkung von Medikamenten." Den Auftritt habe er sich nur aus Pflichtbewusstsein angetan.

Ich wollte meinen Zustand nicht wahrhaben, wollte ihn kaschieren und ihn schon gar nicht nach außen hin zugeben. Das war ein Fehler.

Doch der mediale Druck wurde schließlich so groß, dass wir nach vielen Monaten der Diskussion doch den Entschluss fassten, die

Krankheit nach außen zu tragen – allein um merkwürdigen Fehlinterpretationen vorzubeugen.

Ich wollte nicht, dass man sich erzählte, ich hätte zu viel getrunken oder so einen Quatsch, nur weil ich mich anders verhalte als früher. Und um den Leuten zu sagen: „Hört mal zu, da ist etwas, womit ich jetzt nicht mehr hinter dem Berg halte und zu dem ich mich bekenne.“ Ich gebe ehrlich zu, ich machte mir große Sorgen, dass jetzt vielleicht meine Konzerthallen leer blieben. Ich befürchtete insgeheim, die Leute könnten sagen: „Damit will ich nichts zu tun haben, das ist doch kein Spaß. Stress hab ich genug zu Hause, von Krankheit will ich nichts hören.“ Und da war auch die Angst, dass mein öffentliches Bild des Pop-Erotomanen und Frauentyps zusammenbrechen könnte.

Auf der anderen Seite argumentierte meine Frau mit sehr viel Nachdruck und zeigte eine positive Perspektive auf: „Deine Zukunfts- und Karrierechancen sind größer, wenn die Menschen verstehen, dass du krank bist. Und allemal besser, weil sie dann verstehen, dass du dich nicht willentlich und fahrlässig körperlich ruinierst. Denn davon müssen sie ausgehen, solange du ihnen nicht sagst, was dir wirklich fehlt.“ Ich möchte an dieser Stelle auch ausdrücklich Dagmar Ambach erwähnen, meine mich mittlerweile seit vielen Jahren begleitende Pressepartnerin, die hier letztendlich mit den gleichen Argumenten wie meine Frau nachdrücklich dazu riet, mit den Tatsachen an die Öffentlichkeit zu gehen. Doch ich war noch nicht bereit für diesen Schritt.

Soziale Kontakte zu pflegen fiel Silvia und mir trotz bester Vorsätze immer schwerer. Unsere Verabredungen und Wege konzentrierten sich auf Schule, Einkaufen, wenige Freunde und meine Auftritte. Für uns waren die Krankheit und die damit verbundene Aufmerksamkeit – sicher noch potenziert durch meine Prominenz – eine ganz besondere Situation.

Nicht nur ich mied das Thema COPD, auch Silvia wollte nicht mehr darauf angesprochen werden. Um jede Konfrontation mit dem Thema zu vermeiden, igelten wir uns zunehmend ein und zogen uns in unsere Privatsphäre zurück. Wir reduzierten auch unsere Freizeitgestaltung immer stärker, wurden in unseren Unternehmungen zunehmend inaktiver – und selektierten weiter unseren Freundeskreis.

Die Fragen, oder besser gesagt, die Nachfragen zu meinem Gesundheitszustand wurden im Laufe der Monate und Jahre immer fordernder und nachdrücklicher. Die Menschen wollten immer genauer wissen, was denn nun mit mir los sei.

Ich sah ja bei TV-Auftritten auch wirklich nicht gerade blendend aus. Also sagte ich auch Fernsehanfragen ab, soweit das gegenüber meiner Plattenfirma und dem Produzenten vertretbar war. Dabei musste ich mir nach wie vor an die eigene Nase fassen: Wie sollte ein Regisseur wissen, dass ich in einer Halle nicht einfach von A nach B rennen konnte, wenn ich danach beim Singen noch einen entspannten Eindruck machen sollte? Dass die Öffentlichkeit mich aufgrund meiner Verschlossenheit nicht immer in Bestform erlebte, war natürlich auch in großem Maße meine Schuld.

Nachdem meiner Familie und meinem Umfeld keine neuen Informationen mehr zu entlocken waren, begann man, bei meinen Partnern nachzufragen: bei meinem Konzertveranstalter und bei meinem Partner Roger Ulbrich. Doch der wusste auch nicht, was er sagen sollte, weil er ja selbst nichts wusste. Es war für sie alle eine äußerst undankbare und schwierige Situation, die eigentlich gar nicht zu meistern war.

Unter der psychischen Belastung fiel nicht nur mir das Atmen zunehmend schwerer, sondern auch meine Frau zu Hause wurde immer depressiver und fordernder, was meine Einstellung zu meiner Krankheit anging. Sie sagte mir mehr als einmal klar und deutlich: „Pass mal auf, das geht so nicht weiter. Du bringst mich in Situationen, die für mich nicht mehr zu ertragen sind. Ich kann nicht mehr unbeschwert nach draußen gehen. Ich kann nicht mehr am normalen sozialen

Leben teilnehmen, wenn du nicht irgendwann mal klar und deutlich zu deiner Krankheit stehst und zugibst, wie es um dich steht. Erst dann können auch wir nach außen vernünftig reagieren. Erst dann haben wir alle eine Chance, richtig zu reagieren, was deine Krankheit angeht. Und das ist letztendlich auch deine Chance, vernünftig zu reagieren und dein Leben so einzurichten, dass es mit und trotz deiner Krankheit wunderbar funktioniert."

Neben anderen Veranstaltern, die sich wegen der dramatisierenden Berichterstattung Sorgen um bestehende Buchungen und die Vertragserfüllung machten, begannen nun auch Kollegen, Nachbarn und Bekannte, Fragen zu stellen. Ich hatte gehofft, dass sie irgendwann die Lust an mir verlieren würden, das Thema satt hätten, doch es hörte nicht auf.

Wir leben in einer Zeit, in der von Medien ein extremer Druck ausgehen kann und ausgeht. Sie fingen immer massiver an zu spekulieren: „Was hat der Mann eigentlich? Wieso sieht er immer so komisch aus? Ist er jetzt völlig dem Alkohol verfallen? Was nimmt der Mann bloß, dass er so fertig aussieht, dass er so fahrig ist, so nervös, so gestresst, so unentspannt …?" Die schreibenden Kollegen mutmaßten fröhlich in verschiedene Richtungen und machten mit jeder weiteren negativen Schlagzeile immer mehr Druck.

Dem konnten wir irgendwann kaum noch standhalten. Wieder suchte meine Frau in offenen und deutlichen Gesprächen mit mir einen Ausweg aus der verfahrenen Situation: „Das mache ich nicht länger mit." Ihrer Ansicht nach setzte ich mein gesamtes Lebenswerk aufs Spiel, alles, was mich über 30 Jahre zu dem erfolgreichen Sänger gemacht hatte, der ich heute bin, weil ich mich nicht öffentlich wehrte und aufklärte. Ich gefährdete ihrer Meinung nach alles, was ich für mich und meine Familie aufgebaut hatte. Mit meinem Auftreten in der Öffentlichkeit risse ich all das ein und zerstörte es, und daran wolle sie sich nicht mehr länger beteiligen. Jetzt müsse endlich die Wahrheit gesagt werden. Nur in der Ehrlichkeit, in dem Schritt nach vorne sei die Lösung zu finden. Doch ich beharrte auf meiner Meinung und schwieg weiter.

An dieser Stelle möchte ich ein Zwiegespräch einfügen. Ich hatte es so viele Male mit der COPD geführt. Wir sind mit meinen Ängsten und auch meiner Wut unzählige Stunden gedanklich auf weite Reisen gegangen. Und weil mir das Gespräch immer vertrauter und mit der Zeit einprägsamer wurde, schrieb ich es eines Abends auf und verwahrte es in meiner Schreibtischschublade:

„Du kamst in mein Leben wie ein ungebetener Gast und hast dich breit gemacht. Die Ärzte sagen, du hast dich schleichend angekündigt, aber für mich warst du plötzlich da, wie ein Donnerschlag. Ich habe versucht, dich zu ignorieren. Ich habe gegen dich gekämpft. Ich glaube, der beste Weg ist es, dich zu akzeptieren und mich mit dir zu arrangieren. Das kostet weniger Energie, die ich sinnvoller einsetzen möchte. Ab sofort sind wir zu zweit unterwegs!"

Ziemlich zeitnah nach diesem Gespräch gab ich nur wenige Tage nach meinem Geburtstag, am 13. Mai 2006, im Tempodrom in Berlin ein Konzert. Meine Frau begleitete mich zu dieser Veranstaltung. Der Laden war rammelvoll. Die Leute waren euphorisch und in bester Partystimmung, voller Begeisterung und Vorfreude auf das bevorstehende Kaiser-Mania-Konzert.

Doch es gelang mir nicht, mich von dieser Hochstimmung mitreißen zu lassen. Im Gegenteil: Ich spürte schon wieder diesen unangenehmen, nichts Gutes verheißenden Druck auf der Brust. Langsam, aber merklich zog sich alles zusammen. Ich verkrampfte innerlich. Meine Gedanken kreisten nur noch um die Sorge: Was passiert, wenn ich jetzt da rausgehe und mir die Luft wegbleibt?

Ich habe heute noch Lampenfieber vor Auftritten, schubse mich selbst immer auf die Bühne und versuchte daher, meine aufsteigende Panik auf dieses Lampenfieber zu schieben. Mit dem tröstlichen Gedanken, das sei ja immer so und gebe sich gleich wieder, ging ich raus auf die Bühne. Hätte ich nur auf die eindeutigen Signale meines Körpers gehört!

Gleich beim ersten Titel passierte es. Wo war meine Stimme? Mir fehlte die Luft, das Stimmvolumen. Mit der Erkenntnis kam die Not. Die Worte blieben mir im Halse stecken. Mir blieb nur ein Ausweg: Ich verließ die Bühne.

An diesem Abend musste ich zum ersten Mal wegen meiner COPD ein Konzert abbrechen. Ich bin mitten im Titel von der Bühne runter, um unbeobachtet hinter den Kulissen Luft holen zu können. Mein persönlicher Supergau. Meine Gedanken waren ein einziges schwarzes Loch. Ich wartete darauf, dass die Wellen über mir zusammenschlügen. Silvia war natürlich sofort zur Stelle. Langsam erholte ich mich wieder und kam zu Atem. Erst da registrierte ich die seltsame Ruhe und Entspannung um mich herum. Ich war irritiert ... und begann langsam zu verstehen: Glücklicherweise, Glück im Unglück, hatte just in diesem Augenblick das Mischpult für den Zuschauerraum einen Stromausfall. Der „rettete" mich. Das hatte ich in meiner Not gar nicht mitbekommen. Und eben dieser technische Defekt kaschierte das Malheur, das mir gerade widerfahren war. Die Leute im Publikum hatten lediglich den Tonausfall bemerkt. Das FOH-Pult war nach einer Viertelstunde wieder einsatzbereit. Und diese 15 bis 20 Minuten verschafften mir die Atempause, in der ich mich entspannen und berappeln konnte. Ich nahm all meinen Mut, meine letzten Reserven an Selbstvertrauen zusammen und kehrte auf die Bühne zurück.

Das Konzert verlief von da ab zwar ohne weitere Zwischenfälle, doch nach dem Schlussapplaus sah ich in ernste Mienen. Das Team hatte doch bemerkt, dass nicht nur ein technischer Defekt vorgelegen hatte, sondern auch ich ein Problem hatte. An diesem Abend redeten wir endlich Tacheles – wenn auch nur im engsten Kreis. Ich ahnte: Das war mein Zeichen. Ich durfte mein Glück nicht noch einmal herausfordern. Ich hatte mich so lange gesträubt, aus Angst, Freunde zu verlieren und auf Ablehnung zu stoßen. Doch ich gewann in diesem Gespräch Verbündete, Freunde, Vertraute. Danke!

Mein Veranstalter Dieter Semmelmann, mein Partner und Freund Roger Ulbrich und meine Frau Silvia saßen in dieser Nacht noch lange mit mir zusammen. Wir diskutierten die Situation mit allen

„Wenn“ und „Aber“, beleuchteten sie von allen Seiten. Auch sie sahen in diesem Zwischenfall ein Zeichen, das man ernst nehmen müsse. Ich hatte bereits viele Konzerte mit diesem permanenten Druck auf der Brust und der Hoffnung „Hoffentlich geht das gut“ gespielt – und bisher war es ja auch immer gut gegangen. Stimmlich zwar nicht mehr ganz so leicht wie früher, wie ich mir selbst eingestehen musste. Die Konzerte forderten mich konditionell mehr. Unabhängig davon konnte ich meinem künstlerischen Qualitätsanspruch bisher noch immer gerecht werden. Das Publikum scheint das ähnlich zu empfinden. Meine Konzerte sind immer noch größtenteils ausverkauft.

Doch diesmal hatte ich die Situation nicht mehr aus eigener Kraft retten können. Nur dieses Glück im Unglück, dass die Anlage zeitgleich einen technischen Defekt hatte, hatte mich vor einem Konzertabbruch bewahrt. Und der hätte unkalkulierbare Medien-Reaktionen hervorgerufen. Tja, wir diskutierten also die halbe Nacht und kamen schließlich zu dem Ergebnis: „Jetzt gehen wir an die Öffentlichkeit und sagen, um was es geht. Wir müssen den Druck rausnehmen.“

Ich muss sagen, die Reaktionen von Dieter Semmelmann und Roger Ulbrich hauten mich um. Die beiden waren sehr verständnisvoll und auch sensibel und machten nicht einmal ansatzweise Anstalten, sich von mir abzuwenden, wie ich befürchtet hatte. Wer wollte schon auf ein lahmes Showpferd setzen? Dabei lag ich doch trotz meines Handicaps immer noch super im Rennen. Das Konzertprogramm wurde den neuen Voraussetzungen entsprechend angepasst. Es wurden zum Beispiel längere Instrumentalsequenzen eingeplant. Von diesem Abend an sollte keine Pyrotechnik mehr auf der Bühne zum Einsatz kommen. Mir fiel ein wahrer Felsblock von der Seele. Warum zum Teufel hatte ich das nicht schon längst getan? Ich atmete so befreit auf wie schon lange nicht mehr.

Das machte mich sehr, sehr glücklich. Silvia unterstützte mich darin, den, wenn auch durch einen heftigen Schubs des Schicksals eingeschlagenen Weg weiterzugehen.

Am Tag nach dem Konzert traf ich Peter Wagner in Berlin. Er begleitet mich schon seit 35 Jahren als Produzent. Peter ist für mich ein sehr enger, eigentlich mein bester und ältester Freund. Er war auch der Einzige, den ich unmittelbar nach der Diagnose COPD angerufen hatte und der von Anfang an unser Geheimnis teilte. Er ist ein enger Vertrauter und hat mich seit der Diagnose begleitet. Auch er billigte und unterstützte den Entschluss, meine Krankheit öffentlich zu machen.

Einen Tag, bevor die dpa-Meldung rausgehen sollte, informierte ich auch meinen Label-Chef Jack White. Wir waren mittlerweile auch freundschaftlich verbunden. Er reagierte ebenfalls ganz phantastisch. Jack sagte schlicht: „Das finde ich vernünftig. Mach das, dann ist der Druck raus aus der Nummer."

Und weil ich nun schon mal dabei war, suchte ich auch noch Gespräche mit unseren anderen engsten Freunden. Auch sie waren sichtlich erleichtert, dass nun endlich die Katze aus dem Sack und die Luft wieder sauber war. Diese Gespräche, diese „Beichten" waren wie reinigende Gewitter.

Wen auch immer ich um seine freundschaftliche Meinung bat, sagte: „Mach es öffentlich, nimm dir den Druck. Und wenn du dir den Druck nimmst, minimierst du auch die Fehlerquellen. Bau dir ein Arbeitsumfeld, in dem du dich wohl und sicher fühlst, das Bescheid weiß und notfalls reagieren kann, um dich aufzufangen. Das wird deine Leistungsfähigkeit steigern."

Wenn wir die Meldung über die renommierte Deutsche Presseagentur herausgäben, gäben wir den Zeitpunkt und Inhalt vor und würden durch die Streuung ein Höchstmaß an Wahrheitsgehalt und Information in der Berichterstattung erreichen, riet Dagmar meiner Frau und mir. Nachdem wir zunächst durchaus kontrovers miteinander gesprochen hatten – denn mein Fünkchen Mut drohte mich nach der kurzzeitigen Hochstimmung, in der ich durch den Vorfall im Tempodrom sowie den starken freundschaftlichen Zuspruch und Rückhalt schwelgte, wieder zu verlassen –, trafen wir innerhalb von wenigen Stunden am Ende doch eine einvernehmliche Entscheidung. Gemeinsam verfassten wir nachfolgenden Text:

„Die Abkürzung COPD (chronic obstructive pulmonary disease) ist ein Sammelbegriff für die chronisch obstruktive Bronchitis und das Lungenemphysem, kurz: eine chronische Lungenerkrankung. Hauptursache für die Entstehung und den Verlauf der COPD ist Zigarettenrauchen. Auch Allergien und erblich bedingte Einflüsse spielen eine Rolle. Schätzungen gehen davon aus, dass in Deutschland bereits etwa fünf Millionen Menschen daran leiden. Roland Kaiser ist einer von ihnen. Seit 32 Jahren steht er erfolgreich als Sänger (‚Santa Maria', ‚Dich zu lieben') auf der Bühne, seit sechs Jahren trotz dieser chronischen Erkrankung. Roland Kaiser: ‚Stark verrauchte Räume oder Treppensteigen können mich außer Atem geraten lassen. In welchem Maße, ist abhängig von meiner Tagesform. Daher lebe ich diszipliniert und treibe regelmäßig Sport. Ich habe mich dazu entschlossen, mit meiner Krankheit an die Öffentlichkeit zu gehen, da ich der Meinung bin, dass mir dadurch meine Arbeit leichter fallen und ich, wie auch Millionen andere chronisch Erkrankte, wegen zum Teil auffälliger Atemnot weniger Spekulationen ausgesetzt sein werde.'"

Nun war es raus. Unwiederbringlich. Die Presse reagierte zunächst überraschend positiv und sachlich auf meine Offenbarung. Damit hatte ich nicht gerechnet, und es erstaunte und wunderte mich sehr. Sollte ich mich derartig getäuscht haben?

Auch im weiteren Freundes- und Bekanntenkreis sowie bei zahlreichen Betroffenen, die sich daraufhin mit mir in Verbindung setzten, stieß die Veröffentlichung der Meldung auf breite Zustimmung.

Nur der erwünschte Effekt, dadurch auch für mich persönlich innerlich frei zu werden und auf der Bühne befreit und locker arbeiten zu können, trat zu meinem Bedauern nicht ein.

Außerdem verfiel die Presse, allen voran einige „bunte Blätter", nur allzu bald wieder in ihre alte Gewohnheit und bewies mit neuen Titelgeschichten, wie unendlich groß ihre Phantasie ist und wie verschwindend unbedeutend die zugrunde liegende Wahrheit. Der einschlägigen Presse nach meinen diversen Konzerten war zu entnehmen, dass eine „Reisetätigkeit" von Journalisten zu meinen Veranstaltungen eingesetzt hatte, damit sie live vor Ort und mit eigenen Augen feststellen konnten, wie sich der Kaiser da auf der Bühne schlägt.

Hatte ich mich naiv an den Strohhalm geklammert, mit einer einmaligen heftigen Pressewelle sei das Thema Roland Kaiser und COPD ein für alle Mal erledigt, irrte ich mich gewaltig. Jetzt begann eine Zeit der Angst und des Versteckspiels, wie ich es niemals für möglich gehalten hätte.

Und man schickte die schreibenden Kollegen auch gleich zur ersten Veranstaltung nach der Pressemeldung los. Sie waren unter den Gästen im Publikum. Angekündigt hatten sie ihre Besuche nicht, wohl wissend, dass wir sie nicht akkreditiert und willkommen geheißen hätten.

Meine Band und ich gaben ein Open-Air-Konzert in Schwerin – eine wunderbare Spielstätte mit einer unvergleichlichen Atmosphäre, mit der wir schon durch vorangegangene Engagements gut vertraut waren. Eigentlich ideale Voraussetzungen für einen entspannten Abend. Doch diese Sommernacht war sehr warm. Nach circa einer Stunde griff ich während des Konzertes zum Handtuch, um mir das Gesicht abzutrocknen. Die Schlagzeile folgte auf dem Fuße: „Völlig erschöpft drohte er auf der Bühne zusammenzubrechen." Das abgedruckte Foto zeigte, wie ich das Handtuch in der Hand hielt und mir damit gerade mein Gesicht abtrocknete. Ist es wirklich so ungewöhnlich und abwegig, während eines Live-Konzertes im Sommer draußen zu schwitzen?

Solche Anlässe für Veröffentlichungen ließen sich beliebig wiederholen und finden. Dennoch gab es niemals ein Motiv, das über eine Interpretation hinaus einen tatsächlichen Zusammenbruch hätte beweisen können. Diesen Gefallen tat ich ihnen noch nicht. Zumindest diese Tatsache ließ mich innerlich triumphieren.

Bei einer ähnlichen Veranstaltung in der Nähe von Berlin hatte ich ein zweites Mal so ein beklemmendes Gefühl wie damals im Tempodrom: Mein Brustkorb war wieder wie zugeschnürt. Und da hatte ich nicht das Glück wie damals. Diesmal ließ mich mein Glück im

Stich. Die Technik funktionierte einwandfrei, kein defekter Lautsprecher rettete mich aus der Situation. Ich hörte dennoch auf die Signale meines Körpers und ging nach wenigen Titeln noch vor Ende meines Showblocks ab. Ich brach ab und meine Kollegin Nicole, die nach mir auftreten sollte, ging spontan auf die Bühne und spielte das Konzert einfach früher als geplant zu Ende. Mein ungeplanter Abgang gab erneut Anlass zu wüsten Spekulationen: Ich sei auf der Bühne zusammengebrochen, hätte einen Herzinfarkt erlitten, sei halbtot.

Das Konzert holten wir übrigens ein Jahr später bei freiem Eintritt nach. Eine tolle Party.

Bei einem Stadtfest wollten Journalisten sogar ein Sauerstoffzelt hinter der Bühne gesehen haben. Die bei größeren Veranstaltungen obligatorischen und vorgeschriebenen Sanitäter wurden nun ausschließlich mir und meiner medizinischen Notversorgung zugeordnet. Die Berichterstattung trieb kuriose Blüten.

Jedes von mir geschossene Foto wurde darauf abgeklopft, ob es Rückschlüsse auf meinen Gesundheitszustand geben könnte. Bei Auftritten galt die Aufmerksamkeit der anwesenden Presse eher der Anzahl und dem Rhythmus meiner Atemzüge als den Liedzeilen. Der Mensch Roland Kaiser war zweitrangig. Je schlechter ich auf den Fotos aussah, desto lukrativer waren die Abverkaufszahlen der Blätter. Für meine Familie und mich begann eine Zeit der langen Schatten. Wir lebten im Schatten der Krankheit.

Um den Medien den Nährboden zu entziehen, verweigerte ich jedes Statement zur COPD. Mein Managementbüro in Berlin verwehrte in Absprache mit den Veranstaltern Fotografen die Akkreditierung für Kaiser-Konzerte. Meine Mitarbeiter machten hinter mir geschlossen Front, um die öffentliche Berichterstattung zu entspannen, zumindest soweit es in unserem unmittelbaren Einflussbereich lag.

Dennoch haben sich vereinzelte „bunte Blätter“, das möchte ich ganz ehrlich sagen, an Dummheit und an Unwahrheiten übertroffen. Sie suchten und fanden immer neue Winkelzüge, um sich auch ohne Stellungnahmen von mir mit dem Thema zu befassen, und mutmaßten, dass sich die Balken bogen.

Welche Medikamente nehmen Sie? Haben Sie Ihr Testament geschrieben? Haben Sie Angst vor dem Tod? Wie fühlt man sich bei dem Gedanken, vielleicht einmal qualvoll zu ersticken? Warum tun Sie Ihren Kindern das an, trotz Krankheit noch auf der Bühne zu stehen? Sind Sie pleite und brauchen das Geld?

Diese Fragen trafen nicht zuerst mich, sondern meine Frau. Silvia stand letzten Endes immer wieder da mit ihrem Problem, dass die Leute etwas wissen wollten, sie aber von mir mehr oder weniger die Auflage hatte, nichts preiszugeben. Sie stand ständig zwischen Skylla und Karyptis, wie zwischen Baum und Borke. Sie wusste nie genau, wie sie sich in solchen Momenten verhalten sollte. Wenn sie etwa beim Einkaufen im Supermarkt angesprochen wurde, das private Telefon klingelte und ein Journalist am anderen Ende der Leitung war oder meine Ex-Frau über meinen Gesundheitszustand befragt wurde. Die Recherchen intensivierten sich durch meine Verweigerungshaltung sicher noch und hatten zuweilen gerade durch die „Hintertüren" einen fragwürdigen Erfolg.

Und indem ich auch im Familien- und Freundeskreis Gespräche über meine Einstellung zu COPD und meinen persönlichen Umgang mit der Erkrankung mied, gab ich keinem die faire Chance, sich gefühlsmäßig auf die neue Situation einzustellen. Inwieweit bei Anfragen die COPD überhaupt Dritten gegenüber thematisiert werden sollte, war quasi ein luftleerer Raum. Und so lieferten bei Nachfragen von Journalisten auch diejenigen, die mir nahe stehen und es nur gut mit mir meinen, mit ihrem Halbwissen zuweilen unfreiwillig neues Material für neue haarsträubende Interpretationen und dramatisch ausgemalte Zukunftsszenarien.

Bei jedem Auftritt suchte ich die Inkognito-Pressevertreter mit den Augen im Publikum. Die bekannten Gesichter, das verräterische Fotohandy. Meine Gedanken kreisten permanent um mögliche Schlagzeilen: „Wie lange macht er es jetzt noch? Wann kippt er auf der Bühne um? Wann liegt er auf dem Rücken wie ein Maikäfer und schnappt das letzte Mal nach Luft?“ Diesen alles entscheidenden Augenblick wollten sie offensichtlich unbedingt mit mir teilen. Diesen Gefallen habe ich ihnen bis heute nicht getan.

Doch obwohl ich noch immer stressbeladen auf die Bühne ging, war ich dennoch einen entscheidenden Schritt in die richtige Richtung gegangen. Nachdem die Wahrheit raus war, fühlte ich mich privat deutlich besser. Heute weiß ich: COPD ist kein aggressiver Krebs. Damit kann ich arbeiten, damit kann ich leben wie bisher. Das mit der Bühne würde ich auch noch in den Griff bekommen, später, irgendwann. Alles andere hatte mich zunächst nicht zu interessieren.

Die Leute in meinem Umfeld verstanden nun, warum ich nicht mehr ganz so fit war wie gewohnt. Ich musste mir keine Ausreden mehr überlegen, mit denen ich meine Atemnot entschuldigen konnte.

Ich begreife meine Krankheit auch dank des nimmermüden Zuspruchs und der zärtlichen Liebe meiner Frau als einen Schönheitsfehler, ein Handicap, eine Macke. Ich kann keine kilometerlangen Gewaltmärsche unternehmen. Gut, dafür kann ich Tausende andere Dinge tun, die anderen nicht möglich sind. Der Gewinner des New-York-Marathons wird mit Sicherheit kein Konzert für mich singen, auch wenn er weitaus mehr Puste hat und seine Kondition meine deutlich in den Schatten stellt. Das ist eben sein ganz persönliches Handicap. Man ist schließlich nicht Superman und muss ja nun wirklich nicht alles können.

Ich habe wirklich nicht viele Spleens, aber ein Faible habe ich mir infolge meiner COPD zugelegt: Ich habe neuerdings einen „Brillentick“.

Die Augen sind der Spiegel der Seele, und weil ich mir nun nicht von jedem x-beliebigen Gegenüber in die Seele blicken lassen wollte, fing ich an, Brillen zu tragen. Keine dunklen Sonnenbrillen, das war mir zu doll. Die Brillen, die ich trage, sind mein ganz persönlicher

„Schubser“, um mich dem neuen Tag und neugierigen Blicken zu stellen. Ich sehe häufig schlechter aus, als ich mich tatsächlich fühle. Vor allem morgens. Aber wer kennt das nicht, die Augenringe vor dem Frühstück, bis der erste Kaffee den Kreislauf in Schwung gebracht hat? Hinter meinen leicht getönten Gläsern kann ich mich trefflich verstecken. Wie ein Kind, das sich die Hände vor die Augen hält und ruft: „Such mich!“

LUFT UND LIEBE

Aus Solidarität verzichtete Silvia in diesen Jahren auf Vieles. Auf einsame Spaziergänge hatte sie verständlicherweise, so verliebt und jungverheiratet, wie wir waren, keine Lust – und sie glaubte auch fest, dass sie ihr nicht fehlen würden. Dabei liebt Silvia die Natur und bewegt sich gern an der frischen Luft. Doch dazu später mehr.

Meine flache Atmung brachte und bringt mich in Bezug auf meine Männlichkeit in einen Zwiespalt. Einerseits ist mir Atemnot in der Öffentlichkeit höchst unangenehm, andererseits möchte ich Silvia keinesfalls die Koffer schleppen lassen. Wie sieht das denn aus? Wir fahren vor dem Hotel vor, der Fahrer spaziert ins Hotel und die attraktive Beifahrerin wuchtet die schweren Koffer aus dem Auto. Dabei möchte ich mir die notwendigen Atempausen nicht vor aller Augen nehmen. Das ist auch in Silvias Sinne.

In der Partnerschaft haben wir unseren eigenen Weg und auch unsere Tricks gefunden, damit ich mir unbeobachtet Zeit lassen und genau dann Pausen einlegen kann, wenn meine Atmung ihr Recht einfordert. Nicht selten hängt deshalb die Hotelwahl unmittelbar mit der dazugehörigen Tiefgarage zusammen. Man hat mittlerweile „den Blick". Früher wählten wir Restaurants in erster Linie nach der Speisekarte aus, heute nach der Entfernung des Parkplatzes und den Luftverhältnissen.

Silvia und ich haben immer alles gemeinsam gemacht, so viel Zeit wie möglich miteinander verbracht. Als meine Partnerin verfiel sie daher unmerklich in mein Verhaltensmuster. Irgendwann wurde mir klar: Das kann's doch nicht gewesen sein! Silvia lebte meine Krankheit mit mir. Dabei war sie doch putzmunter und sollte das Leben in vollen Zügen genießen.

Weil ich sie liebe und sie mich, musste ich sie in den vergangenen Monaten fast zwingen, wieder aktiver zu werden und sich ihre Freizeit selbstständig, auch ohne mich, zu gestalten. Ich musste Silvia sanft, aber bestimmt über die Schwelle helfen, so wie ich sonst mich vor jedem Auftritt mit heftigem Lampenfieber auf die Bühne schubse. Es ist mir gelungen. Meine Frau hat sich im Fitnessstudio angemeldet, allein. Auch wenn ich gesund wäre, ginge ich da nicht mit ihr hin. Sport war noch nie mein Ding, und schon gar nicht in der Öffentlichkeit. Sie trifft sich mit Freundinnen in der Stadt. Auch zum Shoppen wäre ich sicher nicht mitgegangen. Immer wieder versicherte ich ihr: Geh ruhig alleine! Hab Spaß! Auch im Urlaub auf einem ausgedehnten Spaziergang am Sylter Strand. Ich gab und gebe ihr gerne Gründe gegen das schlechte Gewissen, mich von ihrem Leben auszuschließen. Denn nur so werden wir als Paar dauerhaft glücklich bleiben.

Silvia hat mit den Jahren auch gelernt, mir nicht selbstverständlich alles abzunehmen, nur um eine möglicherweise aufkommende Atemnot zu vermeiden. Ich möchte und werde bewusst aktiv sein. Wenn ich meine Kraft dosiere, baue ich Kondition auf.

DIE ENTDECKUNG DER LANGSAMKEIT

Auch aus Steinen,
die einem in den Weg gelegt werden,
kann man Schönes bauen.
JOHANN WOLFGANG VON GOETHE

Und um gleich noch einmal Goethe zu strapazieren: „Vom Ziel haben viele Menschen einen Begriff, nur möchten sie es gerne schlendernd erreichen." Für mich hat dieses Zitat sicher eine andere Bedeutung als für Menschen ohne eine chronische Atemwegserkrankung. Es gibt natürlich auch angenehme Aspekte meiner Erkrankung, die man für sich entdeckt, so zum Beispiel die Kraft, die der Langsamkeit innewohnt.

Ich war ja früher ein „Hibbel", ein ständiger „Unruheherd". Egal ob in einer Gruppe, in einer Gemeinschaft oder auch zu Hause, ich habe nicht eine Minute lang still sitzen können, nicht einmal für 10 Cent. Verglichen dazu, sagt meine Frau, wäre ich heute „ein Mann, ein Partner, der äußerst ruhig und verlässlich seine Kreise zieht und mit nichts und gar nichts mehr Hektik verbreitet." Das ist der angenehme Part. Die Krankheit hat mich scheinbar erst dazu befähigt, ein ruhiger, ausgeglichener, lieber Vater und Ehemann zu sein. Bitteschön. Die COPD hat auch positive Nebenwirkungen.

Um unser Leben und die gemeinsamen Unternehmungen mit unseren heranwachsenden Kindern wieder aktiver zu gestalten, um die Bedürfnisse der Familie nicht völlig abzugeben, haben wir Wege gefunden, mich in einem Höchstmaß in die Freizeitaktivitäten einzubeziehen. Das ist zwar mit Aufwand und Organisation verbunden, aber machbar.

Wir unternehmen Ausflüge. Silvia und die Kinder fahren mit dem Fahrrad und ich stoße unterwegs oder am Ende in einer Gaststätte dazu. Ihr Spaß, ihre Freude daran findet um mich herum statt, schließt mich ein. Die gemeinsame Freizeit erlebe ich mit der Familie heute viel bewusster und als Bereicherung. Die COPD hat mich in meiner Einstellung zum Privat- und Berufsleben deutlich positiv geprägt.

Ich entscheide auch alles sehr viel bedachter und vorausschauender. Man überlegt sich in Ruhe, was man erledigen möchte, und plant jeden Weg, jede Fahrt akribischer als zuvor. Ein Vorteil davon ist, dass man auch nicht mehr so hektisch in mögliche Fehler hineinrennt. Der schnelle Erfolg ist nicht mehr meine Prämisse. Ich wäge genau ab, was ich tun will, was machbar und was nicht machbar ist. Ich wage sogar zu behaupten, dass ich mich zu einem ganz passablen „Aufwand-Nutzen-Ökonomie“-Strategen gemausert habe.

Habe ich es früher ungeachtet meines gering ausgeprägten leichtathletischen Talents auf einen Sprint mit meinen Söhnen ankommen lassen, könnte ich das Wettrennen mit meinen Kindern heute mit Sicherheit nicht für mich entscheiden und bliebe auf der Strecke. Aber mal ehrlich: Auch wenn ich gesund wäre und mit meinen Kindern Fangen ums Haus spielte, wäre doch klar, wer gewinnt. Man kann die Zeit sowieso nicht anhalten, und die Jugend zieht am Alter vorbei. Dabei genieße ich es sehr, dass meine Kinder nicht weglaufen und sich von mir entfernen, sondern vielmehr enge Kreise ziehen und freundschaftlich Blickkontakt halten.

Meine Welt hat vielleicht an Dimensionen verloren, weil meine Mobilität durch die COPD eingeschränkt ist. Aber im Grunde genommen ist diese Reduzierung, positiv betrachtet, eine Konzentration auf das Wesentliche, wirklich Wichtige. Ich bin sanfter geworden, milder, weniger streitsüchtig, weicher – sagt meine Frau. Hart sei ich nur noch zu mir selbst.

Als ich meine Werte und Wünsche überprüfte, stellte ich zu meiner Überraschung fest, dass der vermeintliche Verzicht gar nicht so gravierend war. Ich war noch nie ein Freund von weiten Urlaubsreisen. Mir ist es genug, den Frühling von meiner Terrasse aus im Gartenstuhl zu genießen. Auch hier lasse ich gerne wieder Johann Wolfgang von Goethe zu Wort kommen, den ich, wie seine Dichter-Kollegen, durch meine krankheitsbedingten häufigeren Schmökerstunden besser kennengelernt habe. Er hat es auf den Punkt gebracht: „Um zu begreifen, dass der Himmel überall blau ist, braucht man nicht um die Welt zu reisen.“ Durch meine chronische Atemwegserkrankung habe ich nun endlich eine legitime Entschuldigung, nicht mehr reisen zu müssen.

Auch im Alltag bin ich kein Freund mehr von Überraschungen. Und die nehmen zu, je weiter man sich von seiner gewohnten Umgebung entfernt. Früher bin ich gerne in den Supermarkt einkaufen gegangen. Das ist jetzt Silvias Part. Wir haben die Aufgaben neu verteilt. Sie übernimmt die langen Laufwege in Einkaufszentren und Supermärkten. Ich bin das Kinder-Taxi und habe mich auf den Tante-Emma-Laden um die Ecke spezialisiert. Mit dem Einzelhandel in unserer Nachbarschaft kenne ich mich bestens aus. Wobei mir die Läden am liebsten sind, bei denen ich von der Kasse aus das Nummernschild meines Autos lesen kann. Allein diese Rückzugsmöglichkeit ins Private gibt mir Sicherheit. Vielleicht sollte ich mit einer Großbäckerei Kontakt aufnehmen und der Geschäftsführung die Idee der Drive-in-Bäckerei vorschlagen …

Ich möchte noch einmal auf das Thema „Die Entdeckung der Langsamkeit“ zurückkommen. Nicht auf das gleichnamige Buch von Sten Nadolny, sondern auf die individuelle Fähigkeit, selbst gewählte Langsamkeit als Lebenseinstellung und Entschleuniger für sich zu entdecken. Dabei bin ich weit davon entfernt, mein Leben mit angezogener Handbremse zu führen. Meine Erkrankung zwingt mich lediglich zeitweise dazu, einen Gang zurückzuschalten und über den Sinn eines vorgelegten Tempos nachzudenken.

Über mein Lebenstempo, mein Sprechtempo. Jetzt wird der Kaiser philosophisch, werden Sie jetzt sagen. Ich halte es in diesem Zusammenhang mit den alten Chinesen und Japanern: „Wenn du es eilig hast, gehe langsam." In Asien ist das seit Jahrhunderten ein geflügeltes Wort, ein Ausdruck, der noch heute im Sprachgebrauch allgegenwärtig ist. So auch der Satz: „Nicht die Dinge erzwingen, sondern sie geschehen lassen." Also bitte nicht hektisch etwas hinterherhecheln, sondern gelassen abwarten. Dann wird schon kommen, was im Plan vorgesehen ist. Und das dritte und letzte Beispiel gibt mir ebenfalls zu denken: „Langsam handelt der Weise und ist doch schnell. Er zögert und ist doch geschwind, denn er achtet auf die rechte Zeit."

Die sinnsuchende Auseinandersetzung mit meiner Krankheit hat mich dazu bewogen, über all diese Aspekte nachzudenken. Im Ergebnis bin ich in Bezug auf meine beruflichen Angelegenheiten gelassener geworden denn je. Ich habe gelernt, Wichtiges von Unwichtigem zu unterscheiden, und wenn ich Zeit brauche, um über meine nächsten Schritte nachzudenken, schalte ich alle meine Telefone aus und bin einfach über einen selbst bestimmten Zeitraum nicht erreichbar.

Diese Erkenntnis über die Langsamkeit vertraten übrigens nicht nur Philosophen asiatischer Herkunft, sondern auch große antike Denker in Europa. Nehmen wir den Philosophen Seneca. Er schrieb: „Es gibt Menschen, die in einem Irrgarten zu hasten beginnen. Die Eile führt sie immer tiefer in die Irre." Das heißt, wenn man droht, sich zu verirren, und anfängt, hektisch zu werden, verliert man sich im Wirrwarr eines Irrgartens. Der kann nun real vorhanden sein oder sich als Gefühlschaos in einem selbst wiederfinden. Ruhe habe ich für mich als geeignetes Mittel entdeckt, meine Ziele zu erreichen. Das sagt sich so leicht. Aber für einen so unruhigen Geist wie mich war es ein gutes Stück Arbeit, die Theorie in die Praxis umzusetzen.

Mir fällt abschließend noch eine Geschichte aus meiner Jugendzeit ein – „Die Pforte der Langsamkeit": Till Eulenspiegel ging eines schönen Tages mit seinem Bündel Habseligkeiten zu Fuß zur nächsten Stadt. Auf einmal hörte er, wie sich schnell Hufgeräusche näherten. Eine Kutsche hielt neben ihm an und der Kutscher fragte ihn: ‚Sagt mir schnell, wie weit ist es bis zur nächsten Stadt?' Till Eulenspiegel antwortete: ‚Na ja, wenn Ihr langsam fahrt, dauert es vielleicht eine halbe

Stunde. Fahrt Ihr schnell, dauert es zwei Stunden.' – ‚Narr, du Narr!', schimpfte der Kutscher und trieb die Pferde zum Galopp an. Die Kutsche entschwand Till Eulenspiegels Blick. Till ging gemächlich seines Weges die Straße entlang, die unglaublich viele Schlaglöcher hatte. Nach einer Stunde sah er vor sich eine Kutsche im Graben liegen. Die Vorderachse war gebrochen. Es handelte sich um die Kutsche, deren Kutscher ihn zuvor verhöhnt hatte. Dieser machte sich nun fluchend daran, die Kutsche zu reparieren. Der Kutscher war ganz schön sauer und bedachte Till Eulenspiegel mit bösen Blicken. Daraufhin entgegnete Till Eulenspiegel nur: ‚Ich hab's Ihnen doch gesagt: wenn man langsam fährt, eine halbe Stunde …'

So wie dieser Kutscher habe auch ich erst lernen müssen, mit der Geschwindigkeit maßvoll umzugehen. Einige Aktivitäten in meinem alltäglichen Leben habe ich meiner Krankheit angepasst. Manche Handgriffe führe ich eben etwas langsamer aus als andere. Für manches nehme ich mittlerweile auch Hilfe in Anspruch. Aber auf etwas wirklich verzichten, was mir für mein Leben unabdingbar wichtig wäre, musste ich bisher nicht. Ich packe meine Krankheit am Schopf und versuche, die COPD so gut wie möglich in mein Leben zu integrieren. Mit dem Ergebnis bin ich sehr zufrieden. Es übertrifft meine anfänglichen Erwartungen bei Weitem.

Das mag vielleicht auch ein Grund dafür sein, dass ich heute mehr denn je auf die Bühnen gehe und Konzerte gebe. Vielleicht auch, um der Krankheit zu zeigen, dass sie keine Macht über mich hat. Sie ist zwar jetzt meine ständige Begleiterin, aber das Tempo, das wir gemeinsam gehen, gebe ich vor. Ich lebe als vernunftbegabtes Wesen gewissermaßen mit einem Tempomaten der Modellreihe COPD. Den könnte ich außer Kraft setzen, wenn ich es für sinnvoll hielte. Tue ich aber nicht. Zweckoptimismus nennt man das. Und wenn schon. Nur mit Ruhe und Gleichmaß ist es mir dauerhaft und zuverlässig möglich, Distanzen zu überwinden, ohne atemlos zu werden. Anfangs kam ich häufig völlig derangiert und nach Luft ringend am jeweiligen Ziel an. Ich musste erst verstehen, dass Langsamkeit schnell genug sein kann, um ein gestecktes Ziel auch zu erreichen.

SCHÖNE NEUE WELT

Die COPD beansprucht die Atemmuskulatur stärker als üblich. Die verengten Bronchien benötigen mehr Energie. Diese Mehrbelastung muss und kann an anderer Stelle wieder energetisch eingespart werden. Dadurch kommt der Energiehaushalt des Körpers wieder halbwegs ins Lot. Der Körper verlangt regelrecht nach Training, nach wohldosierter Beanspruchung. Dabei geht es weniger um einen athletischen Kraftakt als vielmehr um vernünftiges Aufbau- und Konditionstraining. Ich trainiere nicht mit Kraftgeräten und werde auf meine alten Tage ganz sicher kein „Muskelprotz" werden. Ich habe mir vielmehr selbst regelmäßige körperliche Belastung verordnet: Ich fahre unter Ausschluss der Öffentlichkeit auf dem Ergometer oder trainiere mit den Hanteln. Ein trainierter Körper verbraucht bei den alltäglichen Belastungen weniger Energie und arbeitet sparsamer.

Durch die Stärkung der Muskulatur müssen sich die Muskeln bei der täglichen Belastung weniger anstrengen und benötigen weniger Sauerstoff. Mein Defizit an Atemluft, die durch die COPD nicht mehr in gewohntem Umfang zur Verfügung steht, wird ausgeglichen.

Ich habe auch gemerkt, dass mich Stress unheimlich belastet. Früher führte ich Diskussionen meist hektisch und lautstark. Das leiste ich mir heute nicht mehr. Wenn ich aufbrause, schade ich mir doch nur selbst. Unabhängig davon, dass mein Gegenüber davon sicher auch nicht beeindruckt ist. Unter Stress fange ich auch an, falsch zu atmen. Ich habe gelernt, Ruhe zu suchen, Ruhe zu bewahren und mich auf sachliche Argumente zu beschränken. Mit der positiven Nebenwirkung, dass Gesprächspartner meiner Meinung in strittigen Fragen viel offener gegenüberstehen und eher bereit sind, mir zuzuhören. Die Kunst des Auseinandersetzens mit anderen Meinungen habe ich durch die Krankheit in einer Art Crashkurs gelernt. Wie

Sie lesen, ziehe ich langsam eine ganze Menge positiver Seiten aus meiner COPD.

Zudem habe ich durch meine Krankheit verstärkt festgestellt, dass positives Denken für mich extrem wichtig geworden ist. Im Prinzip fühle ich mich genau so, wie ich gerade denke. Da ich darüber bestimmen kann, wie und was ich denke, kann ich auch für mich behaupten, dass ich darüber bestimmen kann, wie ich mich fühle.

Selbst wenn ich mal einen Misserfolg einstecken muss, ist das für mich ein vorübergehendes Ereignis. Dadurch fühle ich mich eher angestachelt, mein Ziel trotzdem zu erreichen und mich entsprechend zu verbessern. Dieses positive Denken spiegelt sich auch in meiner Einstellung gegenüber neuen Bekanntschaften wider. Wenn ich einen Menschen kennenlerne, glaube ich so lange von ihm, dass er ein „Guter" ist, bis ich das Gegenteil erfahre. Erst dann werde ich misstrauisch und bin enttäuscht. Solche Einzelfälle ändern aber nicht meine positive Grundeinstellung anderen Leuten gegenüber. Sie bekommen bei mir grundsätzlich eine erste Chance. Das ist meine Art und Weise, auf Menschen zuzugehen, die mir leider im Laufe meiner Karriere auch so manchen Tiefschlag einbrachte. Aber wirklich bösartige Menschen sind mir in meinem bisherigen Leben nur selten begegnet.

Grundlegend möchte ich eines feststellen: Meine positive Denkweise ist mir bei der Bewältigung meiner Krankheit ganz sicher hilfreich. Ich glaube daran, dass ich Hindernisse überwinden kann. Dieser Glaube, auch wenn sich das profan anhören mag, dieser Glaube versetzt Berge. Zumindest befähigt mich mein Denken, trotz dieser Krankheit privat wie auch beruflich ohne nennenswerte qualitative Einbußen zu leben und mein Leben zu genießen.

Das hat allein Silvias und meine Liebe zueinander möglich gemacht. Bei uns passt mittlerweile kein Blatt mehr dazwischen. Als Partner haben wir beide gelernt, ein Höchstmaß an Vertrauen und Nähe zuzulassen.

Wo sonst, wenn nicht zu Hause, darf man sagen: Mir geht's heute nicht so toll? Aber das zuzugeben und sich im bedingungslosen Vertrauen auf die Stärke und das Verständnis des Partners kompromisslos fallen zu lassen, auch das will gelernt sein. Das macht uns beide auch ein Stück weit stolz. Und gewachsen sind wir auch an dieser Herausforderung. Obwohl mir der eine oder andere traurige Seitenblick von Silvia natürlich nicht entgangen ist, wenn eine Freundin ihr erzählte, dass sie mit ihrem Mann wandern war oder einen ausgedehnten Stadtbummel durch Düsseldorf samt Shopping-Marathon gemacht hat. Ich liebe sie dafür, dass sie mich dann schon nach einem Bruchteil einer Sekunde wieder von Herzen anlacht.

Wir verteufeln diese Situation nicht, sondern schaffen uns bewusst einen Ausgleich. Wir arbeiten viel zusammen. Ich beziehe Silvia in alle beruflichen Entscheidungen mit ein. Wir teilen uns die häuslichen Arbeiten und die Erziehung der Kinder. Diese familiäre Nähe empfinde ich als einen besonders wertvollen Mehrwert, den ich durch die COPD erfahren durfte und auf den ich nicht mehr verzichten möchte. Das Leben tobt allein durch die Kinder und meinen Job um mich herum. Das tiefste Gefühl, die größte Freude verspüre ich, wenn Kinder lachen. Bei uns zu Hause wird viel gelacht. Ich muss mich nur ins Auge des Orkans stellen und den Sturm genießen, der die Luft so wohltuend reinigt. Und da ist noch viel Luft nach oben!

KINDERZEIT

Wenn Dinge in meinem Leben schieflaufen, darf ich nicht allein die COPD dafür verantwortlich machen. Das wäre zwar zunächst die einfachste und auch nahe liegende Lösung, doch natürlich gibt es noch zahlreiche andere Ursachen dafür, wenn sich beispielsweise eine CD nicht so erfolgreich verkauft, wie man sich das erträumt hat. Vielleicht hat man einfach persönlich versagt, den Geschmack, den Zeitgeist nicht getroffen?

Vor allem im Umgang mit meinen Kindern habe ich erfahren, dass „Wenn" und „Aber" sie weniger interessieren als Tatsachen. Wenn der Papa mit ihnen am Tisch sitzt und bei Mensch-ärgere-dich-nicht verliert, dann hatte er einfach kein Glück im Spiel. Ob er krank ist, tut dabei nichts zur Sache. Würfeln und ziehen kann er schließlich. Ein Rückzug aufs Krankenteil wäre unfair.

Und wenn die Kinder mal einen schlechten Tag haben und auf Teufel komm raus ihren eigenen Kopf durchsetzen wollen, ist das auch für einen gesunden Vater keinen Deut einfacher. Heranwachsende Kinder brauchen einfach Eltern, die ihnen zuhören, die sich Zeit für Gespräche und auch gemeinsame Spiele nehmen. Ich kann meine Lungenerkrankung nicht in allen Lebenslagen als Schwarzen Peter ausspielen.

Ich verbringe heute viel mehr Zeit aktiv mit meinen Kindern, ob beim Brettspielen, beim abendlichen Vorlesen oder im Laufe des Nachmittags, wenn wir über alles Mögliche plaudern. Durch meinen Job bin ich manchmal an Tagen zu Hause, an denen andere Väter arbeiten müssen. Dann können wir zum Beispiel in den Zoo gehen. Dafür bin ich an den Wochenenden häufig weg. Annalena und Jan sind damit groß geworden. Sie kennen das nicht anders.

Da ich als Sänger auch Liedtexte schreibe, und das am heimischen Schreibtisch, drängte sich bei so viel Nähe zu den Kindern die Idee beinahe auf, sie in berufliche Projekte mit einzubinden.

Meine beiden Jüngsten waren damals sechs und neun Jahre alt. Es war also noch nicht lange her, dass ich sie in den Kindergarten gebracht hatte. Dort wurde ich von Erziehern und Eltern mehrfach angesprochen: „Herr Kaiser, viele Kinder singen so gern. Aber es gibt gar keine schönen neuen Aufnahmen von traditionellen oder modernen Kinderliedern. Haben Sie nicht mal über so etwas nachgedacht?“ Das tat ich nun und erzählte meiner Frau von meinen Überlegungen. Silvia fand das gut und meinte: „Frag doch die Kinder, ob sie mitsingen möchten, und entscheide dann.“

Die wollten – und, ach Gott, hab ich später gedacht, worauf hab ich mich da bloß eingelassen? Entchen auf dem See, klappernde Mühlen am rauschenden Bach, Hasen in Gruben.

Da unsere beiden Jüngsten nicht nur beim Vorlesen begeistert zuhörten, sondern auch gerne mit ihrem Vater sangen, gingen wir drei in den Ferien ins Studio und nahmen „Kinderzeit“ auf. Annalena und Jan mischten bei der Auswahl der Songs kräftig mit, denn schließlich wussten sie ja am besten, was Kinder hören wollen. Aber wie das bei Kindern so ist: Wenn man sie zu Hause fragt: „Macht ihr das?“, heißt es begeistert: „Ja klar!“ Aber als wir dann im Studio waren, bekamen sie Angst vor der eigenen Courage. So musste ich sie behutsam an die Technik gewöhnen und sie mit dem Studio vertraut machen. Mein Freund Peter Wagner war der Produzent. So hatten wir dann auch alle unseren Spaß.

Mittlerweile sind auch unsere Jüngsten den Kinderliedern entwachsen. Annalena hört lieber Tokio Hotel. Jan hört Ich + Ich. Das ist Zeitgeschmack. Zu Hause und im Auto wird gehört, was meine Kinder mögen. Da habe ich nichts zu melden. Meine Musik gebe ich an der Garderobe ab. Das ist meine Arbeit, die diskutieren wir nicht zu Hause.

In meine Fußstapfen möchten die beiden nicht treten. Auch wenn Jan früher mit seinem selbst gebastelten Mikro am Bühnenrand mittanzte und sang, heute träumt er wie viele Jungs von einer Karriere als Sportkommentator. Annalena möchte Tierärztin werden.

Der Schluss der Kinderlieder-CD „Kinderzeit“ (2006) ist der Beginn eines Hörbuchs, das ich lese. 2007 erschienen drei Hörspiele und die zugehörigen Bücher. Die habe ich gemeinsam mit meinem Freund Georg Babetzky noch ganz altmodisch mit Füllfederhalter in ein Buch geschrieben. Genau wie jetzt auch die ATEMPAUSE.

Am liebsten schrieb ich in unserem 200 Jahre alten Bauernhaus in Münster-Nienberge, in der Upkammer. Dort wohnten wir von 2003 bis 2007. In die Upkammer zieht die Restwärme aus dem Wohnzimmer hinauf. Da stand mein Schreibtisch. Auf ihm lagen mein Buch und der Füllfederhalter. Das war mein kuscheliges Reich. Von dort unternahmen mein Freund und Co-Autor Georg Babetzky und ich gemeinsam mit unseren Kindern die schönsten Reisen: Reisen ins Reich der Phantasie.

Ich glaube, man muss sich eine gewisse Portion Kindlichkeit bewahren, um Kinderbücher schreiben zu können. Sonst schreibt man an Kindern vorbei und erreicht sie nicht. Bücher regen die Phantasie der Kinder an. Wie ein Art Kopfkino. Jeder kann sich seinen Helden, jede einzelne Szene selbst gestalten und ausmalen, ganz individuell nach den eigenen Vorlieben und Vorstellungen. Als Kinderbuchautor sollte man in der Lage sein, seiner Phantasie freien Lauf zu lassen, ohne alles gleich nach dem Wahrheitsgehalt oder der Machbarkeit zu hinterfragen. Vielleicht schreibe ich noch mit 85. Das macht mir großen Spaß und das sicher noch über viele Jahre hinweg.

Georg lernte ich in Münster über unsere Söhne kennen. Die beiden besuchten denselben Kindergarten. Bei einem der für Kindergärten üblichen Sommerfeste kamen wir ins Gespräch und tranken ein Bier zusammen. Wir unterhielten uns über dies und das und auch darüber, dass wir beide Spaß daran hätten, ein Kinderbuch zu schreiben. Ich bin Texter, Georg ist Grafiker. Wir versuchten uns zunächst an

Geschichten, die sich dann zu ganzen Büchern auswuchsen. Wir wählten das Thema „Giblinge und Nimmlinge“, weil wir glauben, dass ein vernünftiges Miteinander die Menschen weiterbringt als sich ständig zu bekriegen und zu streiten.

Wir alle kennen solche Menschen – man kann die Welt doch aufteilen in gut und böse, in Menschen, die geben, und Menschen, die nehmen. Die Giblinge haben klare soziale Strukturen. Für sie gilt: Meine Freiheit endet da, wo die Freiheit der anderen beginnt. Die Nimmlinge haben solche Gesetze nicht. Sie leben in einer Gemeinschaft, in der das Recht immer beim Stärkeren liegt. Dabei sind unsere Nimmlinge nicht so fies, dass man sie nicht mögen könnte. Sie machen mit ihrer Art den Kindern extrem viel Spaß, weil bei ihnen auf liebenswerte Weise auch mal was schiefgeht. Ich hoffe, dass die Kinder aus den Geschichten lernen, dass es so nicht funktioniert.

Ich bin eher ein Gibling. Ich gebe gern ab, teile und lebe in sozial vernünftigen Ordnungen. Ich versuche nicht, andere zu übertölpeln oder ihnen etwas wegzunehmen, wie die Nimmlinge es tun.

Ich wuchs ja bei einer Pflegefamilie in Wedding auf, in der nicht viel gesungen wurde. Meine Pflegemutter war zwar ein fröhlicher Mensch, aber gesungen hat sie nicht viel. Sie musste hart arbeiten. Doch trotz der eher ärmlichen Verhältnisse und des fehlenden Gesangs waren wir immer fröhlich.

Meine Mutter bekam mich, als sie gerade einmal 17 Jahre alt war. In der damaligen Gesellschaft war es nicht ganz so opportun, ein uneheliches Kind großzuziehen. Und ihre Eltern wollten das auch nicht unterstützen. So kam ich zunächst ins Heim. Das Jugendamt suchte Pflegeeltern, und so kam ich zu meiner Pflegemutter. Sie übernahm in diesem Sinne eine große soziale Verantwortung. Sie schenkte mir eine Familie und ersparte mir eine Kindheit im Heim. Sie teilte das wenige Geld, das sie hatte, mit mir und ermöglichte mir einen optimalen Start ins Leben. Wenn so viel Engagement und Großherzigkeit in Deutschland millionenfach vorhanden wären, müssten keine Kinder in Heimen leben oder litten in ihren Familien weniger Not. Das ist der Ausgangspunkt für mein Empfinden und soziales Denken.

Kinder, unsere Kinder sind eine meiner Kraftquellen. Sie halten mich auf Trab. Sie fordern mich jeden Tag aufs Neue heraus. Bei den Hausaufgaben wie im Brettspiel. Wer selbst Kinder hat, weiß, das ist ein ständiges Kräftemessen, wenn auch respekt- und liebevoll. Man wächst in seinem Leben erst mit den Kindern. Ich versuche, von unserem Nachwuchs zu lernen.

DICHTUNG UND WAHRHEIT

2000 war Gerhard Schröder Bundeskanzler, Johannes Rau Bundespräsident, George Bush wurde amerikanischer Präsident und Michael Schumacher mit Ferrari Formel-1-Weltmeister. Deutschland stieg im Juni aus der Atomenergie aus und in Paris stürzte eine Concorde mit 119 Passagieren an Bord nur zwei Minuten nach dem Start am Flughafen ab. Und dennoch war da immer auch noch „der Kaiser" in den Schlagzeilen.

Wie damals, als meine Scheidung von Anja Schüte publik wurde. Das war am Tag des Untergangs der Estonia. In der Mitte der Schlagzeilen landete die Estonia und oben darüber wurde in brachialen Lettern von meiner Trennung berichtet. Ich empfand es als vollkommen pervers, dass meine kleine Ehe mehr Schlagzeilen verursachte als Hunderte von Toten. Diese Gewichtung beobachte ich seitdem immer wieder. Das erklärt vielleicht auch, warum ich mich so schwer damit tat, eine in ihrer Wirkung vollkommen unberechenbare Meldung in der Presse zu lancieren. Eine Meldung, die möglicherweise meine Karriere hätte beenden oder in letzter Konsequenz sogar meine Familie hätte gefährden können.

Affären, Alkohol, Allüren – ich bin wahrlich kein unbeschriebenes Blatt. Aber in den vergangenen Jahren, seit Silvia und ich uns gefunden haben, bin ich endlich angekommen.

Das klingt sehr abgeklärt. Doch ich habe ein recht bewegtes Leben geführt, dem ich heute nicht nachtrauere. Man muss ein Leben als Gesamtkunstwerk sehen. Ich kann doch nicht im Nachhinein einen Teil daraus herausbrechen und es bereuen. So funktioniert das nicht. Die Dinge, die man früher mal gemacht hat, empfand man zu der Zeit als richtig. Also gehören sie dazu. Vielleicht habe ich ja auch nur Gelegenheiten genutzt, die andere ausgelassen haben.

Aber fest steht: Heute lebe ich besser – weil bewusster und klüger. Denn ich habe eines verstanden: Es ist eine besondere Gnade, in einer intakten Familie zu leben, mit wunderbaren kleinen Menschen, die viel Freude machen – auch wenn ich mich morgens früh um 6.00 Uhr aufraffen muss, die Kinder zur Schule zu bringen. Das ist entschieden besser als ein Morgen nach den Abenden, wie ich sie früher kannte.

Die Kinder geben meinem Alltag Halt und Struktur. Aber nicht nur das, sie haben auch den Blick auf mein Leben verändert. Bevor sie da waren, habe ich mich als Mittelpunkt der Welt betrachtet und mich nur dafür interessiert, was mir gut tut. Als Vater aber tritt man aus der Mitte an den Rand und fragt sich: Ist das, was ich tue, gut für mein Kind? Das ist gerade für Menschen wie mich wichtig, deren Beruf sie leicht dazu verleitet, sich wichtiger zu nehmen, als man ist.

Kinder lassen sich durch ausverkaufte Konzerte nicht beeindrucken! Wenn ich davon erzählen will, heißt es von meiner Tochter: „Papa, du wolltest doch mit mir Mau-Mau spielen." Und Jan spielt stattdessen lieber Nintendo mit mir. Und dann denke ich erst wieder abends an meine Arbeit, wenn meine Frau mich fragt: „Wie war es denn?" Dann sage ich: „Och, ganz gut." Da ist die Tatsache, dass wir alle einen schönen Tag hatten, wichtiger als der Erfolg, den man immer für so wichtig hält.

Silvia und ich versuchen, ihnen vorzuleben, wie man Konflikte beilegt. Wir wollen ihnen Ideale mitgeben – und das Wissen, dass man manchmal an gesteckten Zielen scheitern und dennoch zufrieden und glücklich sein kann. Dass man Minderheiten nicht ausgrenzt und dass man nicht nach unten tritt. Dass sie ihre Meinung sagen und anderen ihre Freiheiten lassen. Wenn sie das alles hinkriegen, bin ich heilfroh. Mir ist es nicht immer gelungen.

Für Menschen mit meiner Vergangenheit gibt es nur zwei Möglichkeiten: sich hängen zu lassen oder allen Widrigkeiten zum Trotz dem Leben die Stirn zu bieten. Ich wählte die zweite: raus ins Rampenlicht, mitten ins Leben.

Allein, ungeachtet meiner fortwährenden Konzerterfolge wurde weiterhin mein Totengesang veröffentlicht: „Wie lange hat er noch Zeit? Kann er noch seine Kinder aufwachsen sehen? Wie viel Kraft hat er noch, um überhaupt noch einen Fuß vor den anderen zu setzen? Der Sänger stirbt in nächster Zeit, sein Tod steht kurz bevor."

Wieder war es Silvia, die den Anstoß für eine Veränderung gab. Sie regte an, von Münster nach Berlin umzuziehen. Berlin ist meine Heimatstadt. Ich bin dort aufgewachsen. Da lag es für uns nahe, über Berlin als neuen Wohnort nachzudenken. Mein Produzent Peter Wagner hat sein Studio dort, und die Wege zu meinen Auftrittsorten, die überwiegend in den neuen Bundesländern liegen, wären laut Silvia dann auch nicht so lang. Außerdem sei es für sie und die Kinder auch spannend, einmal in einer Großstadt zu leben.

In den Sommerferien 2007 zogen wir klammheimlich um. Nach Zehlendorf an den Schlachtensee, in eine wunderschöne Maisonette-Wohnung. Wir suchten Ruhe in der Anonymität der Großstadt und Entspannung durch die Nähe zum Beruf. Doch unsere stille Hoffnung darauf wurde nur allzu bald wieder zerschlagen.

Man kann nicht zu sich finden, wenn man von Fotojournalisten gejagt wird und selbst in den eigenen vier Wänden nicht durchatmen kann. Wir lebten hinter zugezogenen Jalousien. Parkende Autos der Paparazzi vor der Haustür, Fotografen vor der Schule der Kinder, einige Reporterinnen klingelten sogar und standen auf der Türschwelle – und sicher nicht, um den in einem Fall sogar mitgebrachten Blumenstrauß als wohlgemeinte Aufmerksamkeit zu überbringen.

Also hielten Silvia und ich erneut Kriegsrat. Wir hatten uns beide ein freieres und anonymes Leben vom Umzug nach Berlin erhofft. Nun waren wir uns abermals einig: Wir gaben nach wenigen Monaten gemeinschaftlich unseren Irrtum zu und planten, wieder im Geheimen, den Rückzug nach Münster. Silvia nahm auf der Wohnungssuche einige Termine mit Maklern alleine wahr, und so kamen auch noch Trennungsgerüchte auf.

Im Sommer 2008 fuhr der Umzugswagen vor. Wir rollten knapp ein Jahr nach unserem enttäuschenden Auszug nach Berlin retour nach Westfalen. Bis heute fühlen wir uns hier sehr wohl. Wir haben durch unseren Rückzug nach Münster endlich unsere lang ersehnte und so dringend benötigte Ruhe gefunden. Hier leben wir als ganz normale Familie und pflegen von der Öffentlichkeit unbeachtet Freundschaften. Keiner schaut uns dabei auf die Finger.

Um auch unser seelisches Gleichgewicht zu halten, haben Silvia und ich uns selbst dahingehend erzogen, nicht mehr in jedem Zeitschriftenladen die Schlagzeilen zu studieren. Wir versuchen, die Negativ- und Skandal-Presse zu ignorieren und ihr so wenig Raum wie möglich zu geben. Allerdings holt sie uns immer wieder ein.

Aber es gab und gibt auch ausgesprochen faire Medienpartner und Redakteure, die das Gespräch suchen, Verständnis zeigen, sich anderen Themen als der Krankheit zugewendet haben. Themen, die nicht zuletzt durch Dagmar Ambach an mich herangetragen und ermöglicht wurden. Diese Gespräche führten zu langfristigen, fairen Kooperationen, die in den Medien auf positive Resonanz stießen. So wurde das Thema Krankheit, wenn auch nur kurzzeitig, überlagert und in den Hintergrund gedrängt.

SOZIALES ENGAGEMENT GEGEN INNERE ANGST UND KÄLTE

Einen starken und engagierten Partner fanden wir in der Stiftung Lesen. Durch meine Kinder habe ich auf ganz neue Weise erfahren, wie wichtig Vorlesen für die kindliche Entwicklung ist. Über die *Giblinge*, den von meinem Freund Georg Babetzky und mir gemeinsam geschriebenen Kinderbüchern, begann unsere Zusammenarbeit. Gerne engagiere ich mich seitdem für diese Stiftung. Wir vereinbarten eine langfristige Unterstützung unter anderem von Leseförderungsprojekten. Zweimal nahm ich bereits am bundesweiten Vorlesetag im Rahmen der Initiative „Wir lesen vor" teil und las in Kooperation mit der Sächsischen Zeitung in Dresden aus den *Giblingen* vor.

Noch von Berlin aus unternahm ich einige Fahrten zu nicht öffentlichen Lesungen, die die Albert-Schweitzer-Kinderdorffamilien organisiert und durchgeführt hatten und die von der Presse wohlwollend begleitet wurden.

So fuhr ich einmal von Berlin aus ans Theater in Erfurt, um dort einen Nachmittag mit den Kindern vom Albert-Schweitzer-Kinderdorf und ihren Freunden zu verbringen. Im Gepäck hatte ich die *Giblinge*, aus denen ich vorlas. Das war für mich eine komplett neue Situation, in gewisser Hinsicht ein Abenteuer. Lehrer und Erzieher der Kinder warnten mich vor: „Bitte seien Sie nicht beleidigt oder sauer, wenn die Kinder plötzlich aufstehen und gehen. Das machen die einfach, wenn ihnen die Geschichte nicht gefällt." Das verstand ich nicht: „Wie, die stehen auf und gehen?" Das kannte ich bisher nicht von meinen Konzerten. Wenn das Publikum meine Lieder nicht mag, dann gibt es am Ende weniger Applaus, aber die Leute gehen nicht und lassen mich mit Band auf der Bühne stehen. Kinder sind da ziemlich geradeaus. Die gehen keine Kompromisse ein. Das war schon spannend für mich. Zu meiner Erleichterung ging kein Kind. Insofern war das Vorleseprojekt ganz erfolgreich.

Für mich ist diese Partnerschaft wichtig. Ich bin selbst als Waise aufgewachsen und kann nachfühlen, wie es ist, wenn sich andere Menschen uneigennützig und großherzig kümmern. Meiner Pflegemutter bin ich auf ewig dankbar.

Ich engagiere mich zudem als Botschafter für das Kinderhospiz Mitteldeutschland im Luftkurort Tambach-Dietharz sowie für den Solidarfonds Castrop-Rauxel, der sich für die Wiedereingliederung Langzeitarbeitsloser ins Berufsleben einsetzt. Mir geht es hierbei um die Jugendlichen ohne Ausbildungsplatz und die Langzeitarbeitslosen, die hinter den Zahlen, den Statistiken stecken. Ich setze mich dafür ein, dass diese Menschen nicht für die Gesellschaft verloren gehen. Ich mag keine Stammtischparolen zu diesem Thema. Es ist mir zu einfach, alles über einen Kamm zu scheren. Arbeit zu haben ist auch eine Frage von Achtung und Würde eines Menschen. Wir müssen gegen jede Form von sozialem Notstand, von damit verbundener Unfreiheit angehen. Wir sollten wieder eine Gesellschaft werden, die sich mehr am Menschen und weniger am Geld orientiert. Es sollte nicht alleine darum gehen, Erträge zu maximieren. Das Miteinander ist wichtig und dass wir das, was wir erwirtschaften, auch im Einklang mit der Natur produzieren. Alles dem Geld unterzuordnen ist der schlechteste Weg, den man gehen kann.

Der Region Mitteldeutschland fühle ich mich durch meine zahlreichen Auftritte dort sehr verbunden. Zudem habe ich das Glück, mit Hendrik, Tim, Annalena und Jan vier gesunde Kinder heranwachsen zu sehen. Andere Familien haben da ein ungleich härteres Los. So sind über 6000 Kinder in Mitteldeutschland von einer tödlichen Krankheit betroffen. Bei einem Besuch in einem Kinderhospiz beeindruckte mich, wie stark diese Kinder waren, wie viel Lebensfreude, Liebe und Trost sie ihren Familien gaben.

Diese Themen liegen mir als Mensch und Vater sehr am Herzen. Zudem lenken sie mich von meiner Krankheit ab und relativieren zudem mein eigenes Schicksal durch die anderen Blickwinkel, die ich dazugewinnen durfte.

Ich bin davon überzeugt, dass diejenigen, die auf der Sonnenseite des Lebens stehen – und da stehe ich nun mal, auch mit meiner COPD –, in der Pflicht gegenüber einer Gesellschaft stehen, die uns mit ihrer Sympathie dieses Glück doch erst geschenkt hat.

Meine Kinder haben mir dabei geholfen. Sie haben mir den Blick für das Wesentliche geschärft. Ich bin ein sehr intensiver Vater, der ganz nah an seinen Kindern dran ist. Ich setze mich gern und viel mit ihnen auseinander.

In dieser Zeit zunehmender sozialer Kälte brauchen wir Gegenmittel. Ein Nachmittag wie beispielsweise mit den Kindern vom Albert-Schweitzer-Kinderdorf und deren Freunden in Erfurt beschenkt alle Beteiligten, ist fröhlich und birgt durch die Spontaneität der Kinder angenehme Überraschungen. Die Giblinge in den Büchern von Georg und mir sind so, wie Vorbilder der Kinder sein sollten: Sie leben in einer sozialen Ordnung, sind hilfsbereit, sie treten nicht nach unten, achten aufeinander und kommen ohne erhobenen Zeigefinger aus. Auch kleine Schritte sind wichtig.

Den Satz „Das bringt ja eh nix" habe ich aus meinem Wortschatz verbannt. Wer nicht zumindest den Versuch unternimmt, etwas zu verändern oder überhaupt in Angriff zu nehmen, wird auch nichts erreichen. Ich möchte mich engagieren. Wenn mich mein Schöpfer einst fragt, was ich getan habe – außer zu singen und Geld zu verdienen –, dann möchte ich antworten können: „Ich habe immer versucht, ein Christ zu sein."

LUFT ZUM ATMEN

Manchmal habe ich keine Lust mehr, über die Krankheit zu reden. Ich habe keine Lust mehr auf die irritierten Reaktionen der Menschen. Ich darf aber nicht müde werden, davon zu erzählen und meinem Gegenüber zu erklären, warum ich gerade atemlos bin oder auffällig blaue Lippen habe.

Manche haben Probleme damit, auf mich zuzugehen. Diese Berührungsängste möchte ich abbauen, ohne meine Privatsphäre aufzugeben. Eine Herausforderung, eine Gratwanderung.

Ich ziehe mich allzu gerne zurück. Sicher auch, um mich zu schützen. Dabei muss ich es sein, der Brücken baut, der Nicht-Betroffene an die Hand nimmt und der aufklärt. Ich begebe mich damit auf dünnes Eis und hoffe, dass es hält und mich trägt.

Auch wenn ich es schon tausendfach getan habe, so muss ich jedem so begegnen, als sei er der erste, der mich auf meine Krankheit anspricht.

In der Praxis sah ich mich beruflich wie privat in den vergangenen Jahren hundertfach mit folgender Gesprächssituation zu meiner chronischen Atemwegserkrankung und der damit verbundenen Atemnot konfrontiert. Das entbehrt bei entspannter Betrachtung nicht einer gewissen Komik. Stellen sie sich folgendes Gespräch vor:

> Guten Tag, Herr Kaiser, ich habe da mal recherchiert. Sie sind COPD-krank, richtig?
>
> Ja.

Das heißt, sie haben eine Atemwegserkrankung?

Ja.

Sie haben also Atembeschwerden?

Ja.

So richtig Atemnot?

Ja.

Sie haben also immer so einen Druck auf der Brust?

Ja.

Das ist dann wie zugeschnürt?

Ja.

Sie bekommen also wirklich schlecht Luft, so ganz schwer?

Ja.

Das ist immer so, so schwierig?

Ja.

Würde irgendjemand Herrn Bocelli zum Thema Blindheit in ein solches Gespräch verwickeln?

Ich hab das mal recherchiert. Sie sind blind?

Ja.

Sie sehen also praktisch gar nichts?

Ja.

Das ist dann so richtig dunkel?

Ja.

Das ist auch immer so?

Ja.

Interviews dieser Art thematisieren zwar die COPD und sollen aufklären, lassen jedoch in ihren Fragen eine solche Naivität erkennen und befassen sich so oberflächlich mit dem Thema, dass man die Lust verliert, sich ernsthaft auf das Gespräch einzulassen. Ich empfand derartige Fragen lange Zeit als Respektlosigkeit mir als Betroffenem gegenüber und wünschte mir deutlich mehr Sensibilität und Weitblick. Dabei bin ich an dieser Stelle gefordert. Ich sollte mich bei Interviews dieser Art nicht genervt zeigen, sondern Geduld bewahren. Ich sollte versuchen, Verständnis für eine bisher noch kaum bekannte Atemwegserkrankung zu wecken, von der alleine in Deutschland mehrere Millionen Menschen betroffen sind. Ganz zu schweigen von all denen, bei denen die COPD bisher noch nicht diagnostiziert wurde. Die Weltgesundheitsorganisation WHO stuft COPD bereits als Volkskrankheit unter den Top 5 ein!

Sicher hat diese durchaus gängige Gesprächsführung auch damit zu tun, dass ich bei diesem Thema bekanntermaßen ziemlich reserviert bin und mein Interviewpartner, sei es, dass er mir gegenüber oder am anderen Ende der Telefonleitung sitzt, deshalb nach passenden Worten sucht und der COPD möglichst unbemerkt auf die Spur kommen möchte. Sonst, so fürchtet er vielleicht, könnte ich verärgert reagieren oder das Interview gar abbrechen. Das wiederum gefällt mir. Ich bin Herr über die Situation und entscheide, wem ich was und wie viel beantworte und anvertraue. Abschreiben gilt nicht.

Face-to-Face-Interviews versuche ich nach Möglichkeit zu vermeiden. Am Telefon bin ich selbstsicherer. Daran muss ich noch arbeiten. Aber sicher spielt da auch meine Eitelkeit mit. Ich sehe häufig schlechter aus, als ich mich tatsächlich fühle. Mein Hautbild ist – als eine Nebenwirkung der COPD – dunkler als bei gesunden Menschen. Besonders an dünnen Hautpartien schimmert es gerne mal bläulich durch. Das ist jedoch kein alarmierendes Zeichen für mein Befinden oder akute Atemnot. Meine Hautfarbe reguliert sich nach wenigen Minuten wieder und die Einfärbung verfliegt.

Auch wenn COPD mittlerweile eine weitverbreitete Volkskrankheit ist, hat sie noch immer den Reiz der Exotik, des Geheimnisvollen. Ich möchte die COPD entzaubern. COPD sollte kein Tabuthema sein und nicht als Drama und Todesurteil verstanden werden. Wenn jemand Krebs oder einen Schlaganfall hatte, ist das mittlerweile hoffähig und von Hoffnung getragen. Das möchte ich auch für meine chronische Erkrankung erreichen, mit der ich mein weiteres Leben teilen werde. So weit die Theorie und das Traumgebilde, das ich in meinen Gedanken errichtet habe.

In der Praxis empfand ich die Berichterstattung als aggressiv und meine Privatsphäre verletzend. Dadurch wurde ich zunehmend in die Defensive gedrängt. Aber aus einer Verteidigungshaltung heraus zu agieren birgt Fehlerquellen. Der Druck von außen wirkte sich auf meine Bühnenauftritte aus und zeigte Wirkung. Meine latente Kurzatmigkeit verstärkte sich zunehmend angesichts der tausend Augenpaare, die bei den Konzerten auf mir ruhten.

Über kurz oder lang war erneut eine Diskussion mit meiner Frau fällig, die mir die Augen öffnete: „Weißt du was? Versuch doch mal Folgendes: Nimm die Leute mit. Stell dich auf die Bühne und erkläre ihnen, dass du deine chronische Atemwegserkrankung zwar öffentlich gemacht hättest, aber es sei ja nicht gesagt, dass das auch jeder mitbekommen hat. Wenn man über seine Schwächen redet, wenn man sagt, was sein kann, ist es einfacher für die andere Seite zu verstehen, was noch kommen könnte. Sag es ihnen noch einmal. Von Angesicht zu Angesicht. Erkläre ihnen, was diese ominöse COPD ist, die durch die Medien geistert, damit sie sich nicht wundern, falls du ein bisschen kurzatmig werden solltest. Sie sollen nicht denken müssen, du seiest nicht gut genug auf den Auftritt vorbereitet, hättest den Text nicht parat. Kurzatmigkeit ist eben Teil deiner Krankheit. Und sag ihnen vor allem, wie du ganz persönlich damit umgehst."

Wie recht Silvia hatte! Das sollte mein größter Befreiungsschlag werden. Bei einem Konzert im Heidepark in Soltau bin ich auf die Bühne raus und erklärte dem Publikum: „Vielleicht hat der eine oder andere unter Ihnen das nicht mitbekommen. Ich habe nicht nur eine atemberaubende Frau, sondern auch eine atemraubende Krankheit. Seit einigen Jahren habe ich eine Lungenkrankheit, die mich in meiner Atmung beeinträchtigen kann. Das ist mein Handicap. Ich werde trotzdem versuchen, auf der Bühne mein Bestes für Sie zu geben." Das gab schon mal einen riesigen Applaus. Ermutigt fuhr ich fort: „Und das Einzige, was mich wirklich stört, ist, wenn die Presse fragt: ‚Wie lange macht er denn jetzt noch?'" Wieder brandete Applaus auf. „Doch davon lasse ich mich nicht leiten. Die Einzigen, die mir kündigen könnten, sind mein Schöpfer oder Sie, liebes Publikum." Darauf folgte johlender Applaus. Und genau zu diesem Zeitpunkt machte es plötzlich „flop" in mir und die Verkrampfung, der Knoten in meiner Brust löste sich. Ich sang an diesem Abend ein Konzert vom Allerfeinsten.

Fortan hielt ich das zunächst bei jedem weiteren Auftritt, dann bei vereinzelten Konzerten so. Mittlerweile verzichte ich manchmal über Wochen ganz auf die bewährte Einleitung. Ich hatte meinen individuellen Schlüssel gefunden.

Meine mentale Befreiung versetzt mich in die Lage, sofern ich mich vernünftig konditioniere und gut einstelle, meine Batterie voll aufzuladen und 120 Minuten oder länger sicher live zu spielen. Es ist für mich ein Gottesgeschenk, trotz meiner Krankheit immer noch auf der Bühne stehen zu können. Und die Bühne, das Singen ist im weitesten Sinne eine Art Krankengymnastik für meine Lunge. Nichts ist für mich besser als ein ausgedehntes Live-Konzert!

Paradoxerweise hilft mir die besondere Atemtechnik, also die Bauchatmung, beim Singen, die verbrauchte Luft aus meinen Lungen zu bekommen. Nach einem zweistündigen Konzert gibt mir die gesunde körperliche Erschöpfung ein unsagbar gutes Gefühl. Wenn Journalisten fragen: „Warum tun Sie sich die Auftritte überhaupt an?", dann kann ich nur aus vollster Überzeugung antworten: „Weil sie mich – verdammt noch mal – glücklich machen und mir gut tun!"

Außerdem habe ich mich nun mal vor weit mehr als 30 Jahren als junger Mann dazu entschlossen, Schlagersänger zu werden. Und das lief dann auch ganz gut. Mich jetzt beruflich noch zu verändern, wäre wohl doch ein bisschen spät. In meinem Alter und mit meinem Gesundheitszeugnis bekäme ich als Quer- oder Neueinsteiger sicher keinen Job mehr. Ich wäre nun wirklich schwer vermittelbar. Und deshalb bleibe ich meinem Beruf erst einmal treu. Doch Spaß beiseite: Zum Glück stellt sich mir die Frage eines Berufswechsels überhaupt nicht.

Mein Professor sitzt mir bei meinen Routinechecks regelmäßig erstaunt gegenüber und kann es nicht glauben. Manchmal frage ich ihn, wie ich überhaupt noch singen kann. Er zuckt mit den Achseln und antwortet: „Ihre Werte und Ihr körperlicher Zustand geben mir ein Rätsel auf. Nach wissenschaftlichen Maßstäben sollten Sie mit Ihren Werten weder arbeiten, geschweige denn Sport treiben und auf der Bühne stehen können. Sie dürften überhaupt nicht hier reinmarschieren. Aber das können Sie offensichtlich alles. Das heißt für mich, dass Ihr Wille und Ihr Optimismus erstaunlich stark ausgeprägt sind und Sie zu beflügeln scheinen. Also lassen wir es dabei. Wir sehen uns in drei Monaten wieder. Bis dahin, alles Gute." Das ist jedes Mal ein Gesprächsverlauf, der mich diebisch freut. Ich scheine tatsächlich über eine besonders willensstarke Psyche zu verfügen. Und weil ich daher entgegen den gängigen Prognosen meinem Schicksal schon wiederholt ein Schnippchen geschlagen habe, glaube ich, dass mein Lebensweg mich noch bis ins hohe Alter führen wird. Ich lasse mich überraschen.

IM AUFWIND DER KAISER-MANIA

Als Kind wollte ich unbedingt Pilot werden. Seit rund 35 Jahren bin ich als Schlagersänger erfolgreich. Live-Auftritte sind für mich die schönste Seite meines Berufs. Mit Musikern auf der Bühne zu stehen, die noch live spielen können. Und das kann ich nun wirklich mit Fug und Recht von meiner Band behaupten. Wir sind eine eingespielte Gemeinschaft. Uns verbindet die Vorfreude auf das Live-Erlebnis, die Herausforderung, der wir uns mit jedem neuen Konzert stellen. Dass man bei Menschen Emotionen auslösen, Sehnsüchte wecken und erfüllen kann; dass wir mit unseren Titeln Illusionen bedienen können; dass man Leute allein durch die Kraft der Musik in guter Stimmung nach Hause schicken kann – das ist das Tolle an unserem Beruf. Wobei ich mit meinen Liedern eher die erotische Komponente bediene.

Das Leben ist nicht ununterbrochene Euphorie. Selten hat ein Einzelner das Glück gepachtet, steht fortwährend im Mittelpunkt des Geschehens. Aber während eines Konzertes, für in der Regel rund zwei Stunden, bist du als Sänger die Achse, um die sich alles dreht. Danach fällt der Vorhang, geht das Licht wieder aus. Und auch du bist wieder „nur" einer von vielen. Wenn man diesen Unterschied zwischen Show und Sein nicht hinbekommt, sondern das Leben auch jenseits des Rampenlichts dauerhaft als Bühne bespielt, bekommt man schnell einen Rappel und hebt ab. Einige kommen da nicht mehr runter. Ich genieße beide Welten: das Hochgefühl auf der Bühne, aber auch auf dem anderen Stuhl. Das des stinknormalen, aber hochzufriedenen Familienvaters und Ehemannes.

Beruflich durfte ich, was die Qualität meiner Produktionen angeht, seit Beginn meiner künstlerischen Karriere auf der Klaviatur der internationalen Stars spielen. Wir produzierten in den Berliner Studios, in denen auch David Bowie und die Stones ihre Songs aufgenommen haben. Ich kann mit Recht behaupten, dass meine Alben klangtechnisch immer auf der Höhe der Zeit waren und sich meine Musik kontinuierlich weiterentwickelt hat.

Titel zu schreiben und aufzutreten macht mir mehr Spaß denn je. Mittlerweile ist zur reinen Freude am Singen eine Menge Erfahrung dazugekommen. Diese Mischung ist höchst spannend. Man erkennt, dass die Bühne kein Feld mehr ist, auf dem man sich mit offenem Ausgang ausprobiert. Es reicht, dem Publikum saubere Arbeit anzubieten. Mehr erwarten die Leute gar nicht. Mann muss keine aufwendigen Verstell-Arien und Inszenierungen feiern. Die Qualität des Konzertprogramms muss einfach stimmen. Die Emotionen, die es hervorruft. Das, was man mit der Musik ausdrückt. Die Pop-Erotik, die „Anfass- und Streichel-Texte", für die ich stehe, wurden schon tausendfach erprobt. Dass ich seine Phantasien und Träume bediene, wird vom Publikum eingefordert, aber auch mit einer überwältigenden Resonanz honoriert. In dieser Beziehung habe ich einen unglaublich tollen, hochemotionalen und befriedigenden Beruf.

Dabei ist mein Publikum teilweise jünger als die Lieder, die ich singe. Es ist zunächst schon befremdlich, wenn man zum ersten Mal begreift, dass man mit Abstand der Älteste im Saal ist. Aber so ein Altersdurchschnitt ist auch ein Vertrag mit der Zukunft. Wenn junge Leute als Publikum nachwachsen, beweist das doch, dass man nicht gänzlich an der Zeit vorbeiarbeitet. So spielen wir kaum noch in bestuhlten Hallen, sondern feiern Schlagerpartys!

Die Kaiser-Mania in Dresden ist sicher das größte Open-Air-Erlebnis, das ich seit Jahren immer wieder aufs Neue am Elbufer erleben darf. 2003 fand das erste Kaiser-Mania-Konzert statt, damals noch in einem überschaubaren Rahmen von mehreren Tausend Menschen. Eine Veranstaltung wie jede andere auch. Doch dann holte uns ein Phänomen ein, das wir uns bis heute nicht wirklich erklären können.

Dresden steht geschlossen hinter meiner Band und mir. Die Wiege der Kaiser-Mania steht an der Elbe.

Die meisten Besucher des ersten Elbufer-Open-Airs waren überraschend jung und in bester Partylaune. Von Jahr zu Jahr kamen mehr. 2008 war das gesamte Festivalgelände ausverkauft, sogar die angrenzenden Elbbrücken waren besetzt. Rund 15 000 Menschen feierten eine riesige Party und sangen meine Songs nach mehreren Zugaben und meinem Abgang noch bis in die frühen Morgenstunden hinein weiter. Manchmal beschleicht mich angesichts dieser gewaltigen Euphorie das Gefühl, dabei gar nicht so wichtig zu sein, sondern nur der Auslöser. Aber selbst wenn dem so wäre, wäre das doch ein durchaus entscheidender Beitrag.

Es ist schon ein unglaubliches, ja fast berauschendes Gefühl, wenn eine ganze Stadt einem, nein: deinem Konzert entgegenfiebert. Wenn ich in dieser Vorspannung auf die Bühne gehe und mich Sprechchöre begleiten, empfinde ich die Welle der Begeisterung als ein großes Geschenk, als eine Gnade, wie sie nur wenige Künstler erleben dürfen. Deshalb gehe ich damit auch besonders sorgsam und pfleglich um. Und das Kaiser-Mania-Fieber hat sich mittlerweile quer durch alle Generationen auf Städte wie Rostock, Schwerin und Berlin übertragen. Beim Kaiser wird einfach nur gefeiert.

… DAS DARF DOCH WOHL NICHT WAHR SEIN!

Von meiner äußeren Erscheinung bin ich eher der Vertretertyp. Für atemberaubende Tanzeinlagen bei meinen Auftritten bin ich weniger berühmt. Der Stehblues und der Barhocker liegen mir weit mehr. Aufgrund meiner auch schon vor der COPD gedämpften Bewegungsfreude war ich noch nie ein großer Tänzer. Ich singe lieber darüber. Das hat aus meiner Sicht, und sicher auch objektiv, deutlich mehr erotische Ausstrahlung. In diesem Punkt bin ich Realist und überlasse schwungvolle Auftritte neidlos gewandteren Partylöwen.

Ich stehe nicht gerne in der Öffentlichkeit und im Rampenlicht. Das ist eigentlich total kontraproduktiv zu meinem Beruf. Als Kind war mir mein Geburtstag schon unangenehm. Und das geht mir heute noch so. Von meiner Persönlichkeitsstruktur her bin ich für meinen Beruf gar nicht geeignet. Meine Kritiker werden mir jetzt zu Recht vorwerfen: „Nachdem du jetzt 36 Jahre auf der Bühne stehst, kommt diese Erkenntnis ein bisschen spät!"

Ich bin ein introvertierter Mensch, der von Haus aus lieber hinter den Kulissen arbeiten würde statt davor – und jedes Mal, wenn ich für ein Konzert raus auf die Bühne gehe, kämpfe ich noch während der ersten Takte gegen meine Schüchternheit an. Ja, Sie lachen jetzt vielleicht, aber das ist tatsächlich so. Allerdings muss ich zugeben, dass ich ein unheimliches Glücksgefühl empfinde, wenn ich den Schritt ins Rampenlicht gewagt habe und den ersten Refrain anstimme. Es ist jedes Mal aufs Neue unglaublich packend, wenn der Funke überspringt und das Publikum mitgeht.

Sobald ich die Bühne verlasse, kehre ich, Roland Kaiser, der Sänger, aus dem Bad in der Menge wieder in die Anonymität eines Hotels zurück und bin dort gerne ein Gast unter vielen.

Ich habe mich bisher in der Öffentlichkeit bewusst verschlossen und mich absichtlich unnahbar gegeben, um mich zu schützen. Mit diesem Gedanken gehst du auch raus auf die Bühne. Verkrampft, unlocker. Ich wagte mich jedes Mal ins „Haifischbecken". Da draußen saßen die Journalisten, die mich anknabbern wollten. Ständig fühlte ich mich beobachtet. Nur der engste Freundeskreis, mein Manager, meine Band, meine Produzenten und Veranstalter kennen den echten Roland, wissen, wie und wer ich wirklich bin.

Meine Unlust, an Festen teilzunehmen und über rote Teppiche schauzulaufen, ist sicher auch ein Stück weit Undiszipliniertheit und hat sich durch meine Krankheit noch verstärkt. Eine große Menschenmenge stresste und stresst mich. Da sich heute dieses Gefühl des Unwohlseins in Kurzatmigkeit ausdrücken kann, kann es passieren, dass ich in einem unbeobachteten Augenblick das Weite suche und mich auf Französisch verabschiede.

Wenn möglich, richte ich es mir so ein, dass ich als erster den Raum betrete und meine Gesprächspartner wenig später dazukommen. Das gibt mir Zeit, mich mit meiner Umgebung vertraut zu machen, mich heimisch zu fühlen. Dann bin ich der Platzhirsch. Das halte ich gerne bei privaten Verabredungen so, aber auch bei Interviews und Meet & Greet-Aktionen im Umfeld von Konzertveranstaltungen.

Wie Silvia und mir bei unseren Überlegungen zu diesem Buch auffiel, verhält sich das bei Bühnenauftritten gerade andersherum. Da genieße ich – mal abgesehen von meinem obligatorischen Lampenfieber – den großen Auftritt, wenn der Zuschauersaal bereits gedrängt voll ist und Sprechchöre mein Erscheinen einfordern. Es wäre für mich geradezu unvorstellbar, auf die Bühne zu kommen, um mich dort erst einmal ganz für mich allein bequem einzurichten und darauf zu warten, dass das Publikum eingelassen wird.

DURCHATMEN

Wenn mir aber was nicht lieb,
weg damit!
Ist mein Prinzip.
WILHELM BUSCH (PLISCH UND PLUM 1882)

Meine Frau und ich führten auch nach dem Outing noch viele lange Diskussionen, wie es uns gelingen könnte, Beruf, Privatleben und Öffentlichkeit nachhaltig miteinander zu vereinbaren. Diese intensive, hochemotionale und sicher nicht immer rein sachliche Auseinandersetzung mit meiner Krankheit wirkte sich auch auf meine Bühnenarbeit und meine Einstellung zum Job aus. In den Jahren 2004 bis 2008 hatte ich mit den unangenehmen Begleiterscheinungen meiner COPD immer wieder zu kämpfen. Mal ging es mir auf der Bühne mental besser, mal weniger gut. Ich fühlte mich zu meinem Bedauern niemals wirklich so frei, dass ich hätte sagen können: „Jetzt habe ich den Punkt erreicht, an dem ich einfach raus auf die Bühne gehe, optimale Arbeit leiste und wirklich befreit singe."

Wie schon zuvor gesagt, war da immer dieses Gefühl, beobachtet und regelrecht nach Fehlern abgescannt zu werden. Bei einer Konzertveranstaltung im Heidepark Soltau ging ich zu Showbeginn spontan raus auf die Bühne und sagte es den Leuten einfach. Auf meine einleitenden Worte folgte ein tosender Applaus! Glauben Sie es oder auch nicht: Von dieser Sekunde an konnte ich dermaßen befreit durchatmen und arbeiten, dass es eine wahre Wonne war. Die COPD war während der kommenden zwei Stunden auf der Bühne kein Thema mehr. Sie war nicht nur ausgeblendet, sie war wie weggewischt.

Die Konzerte danach sang ich alle ähnlich befreit. Wenn mir danach zumute war, hielt ich meine kleine Ansprache und befreite mich auf diesem Weg von dem Druck, der auf meiner Atmung lastete. Das funktioniert dermaßen gut, dass mich die Leute zuweilen fragten: „Wovon redet der Mann eigentlich, der soll eine Krankheit haben?"

Ich singe zwei bis zweieinhalb Stunden live! Es ist auch für mich immer wieder ganz erstaunlich, dass das so gut funktioniert. Das Schönste daran ist die Gewissheit, die COPD, eine wirklich widerborstige und unbequeme chronische Krankheit, „zähmen" zu können. Man muss sich nur selbst Brücken bauen, lernen, seinem Körper und seiner Psyche Hilfen zu geben. Wenn man nur an sich selbst glaubt, kann man mithilfe seines Partners und mit einer gehörigen Portion Gottvertrauen weit mehr erreichen, als man nach der Lektüre einschlägiger medizinischer Abhandlungen zur COPD zunächst vermuten würde.

Und mein Vertrauen zahlte sich aus. Meine Freunde, meine Musiker und Roger reagierten unmittelbar auf meine Entspannung. Der Umgang miteinander wurde wieder spontaner und ungezwungener. Wenn ein Live-Konzert zuverlässig glatt über die Bühne geht, wenn der Sänger vorne wieder Spaß an der Musik versprüht, dann sind auch die Konzerte wieder geprägt von positiven Emotionen – und nicht von unausgesprochener Sorge.

Ich bin fest davon überzeugt, dass mich diese Art, an die Situation heranzugehen, in den Genuss kommen lässt, auf der Bühne stehen und singen zu dürfen, bis ich mich eines fernen Tages von der Showwelt in den Ruhestand verabschieden werde.

Eines ist mir an dieser Stelle besonders wichtig. Ich möchte mich bei meinen Fans entschuldigen. Ich glaubte, wenn ich mich als angeschlagen, als schwach, als krank offenbarte, würden sie sich vielleicht von mir abwenden und mir ihre Gunst entziehen. Ich befürchtete ernsthaft, sie könnten sagen: „Ne, lass mal gut sein. Dann gehe ich lieber woandershin als zu dem kranken Mann." Ich habe die Menschen unterschätzt, das tut mir unheimlich leid. Ich hätte mehr Vertrauen in sie setzen sollen!

Seit Soltau bin ich mit meiner Krankheit immer mehr eins geworden. Ich erkenne die Signale meines Körpers frühzeitig und reagiere rechtzeitig. Ich kann meine COPD lesen. Auch für die Bühne hatte ich mit dieser Ansage meinen „Schlüssel" gefunden, indem ich zur Begrüßung über meine Krankheit sprach. Mittlerweile habe ich das wieder abgelegt, weil ich mich sicher genug fühle, auch in Phasen schlechter Presse.

Man sollte meinen, dass meine nicht zu beanstandende Live-Arbeit auf der Bühne keinen Anlass mehr für Spekulationen böte. Tatsächlich aber hatte die „bunte Presse" ungefähr zeitgleich mit unserem Umzug nach Berlin wieder angefangen, über mich zu berichten, und legte dabei eine unvorstellbare Phantasie an den Tag.

Sie beobachteten mich, wie ich zum Beispiel meine Kinder in die Schule fuhr, und stellten aus den merkwürdigsten Alltagssituationen heraus wilde Spekulationen über meinen Gesundheitszustand an: Ob ich denn endlich ins Krankenhaus ginge und mich zur Ruhe setzte; wann ich nun endlich aufhören würde zu arbeiten, zu reisen; wie viel Zeit mir noch bliebe und wie nahe ich dem Tod wäre. Das schlug solche Wellen! Wir protestierten und prozessierten gegen jede Meldung und gewannen auch jeden Prozess.

Und trotz der ganzen Berichte ließ eines nicht nach: die Treue meiner Fans. Denn sie merkten, dass an diesen Meldungen nichts Wahres dran war. Und das ist für mich überhaupt das größte Glück in meinem Beruf, dass die Fans dermaßen treu sind! Das macht mich zutiefst dankbar und zufrieden.

Ich beschränkte mich auf Interviews zu meiner Musik und zu den Konzerten und führte diese nur noch telefonisch, um im wahrsten Sinne des Wortes mit dem gebührenden Abstand zu antworten. Langsam fasste ich zumindest im Konzertbereich wieder Vertrauen in die lokalen Medien.

Und wenn heute einige Zeitungen in einem Nachbericht schreiben: „Er steht dann eben zweieinhalb Stunden am Mikrofonständer …", kann ich sie erstens darauf verweisen, dass das auch ein Joe Cocker macht – und zwar schon seit 40 Jahren – und dass ich zweitens Sänger bin und nicht Tänzer. Insofern ist das ganz sicher kein Kriterium für die Qualität meines Auftritts.

Was mich im Zusammenhang mit den ganzen Presseveröffentlichungen, die teilweise alles andere als lustig waren, immer wieder überraschte, war der wirklich sensationelle Umgang meiner Kinder damit. Die kleinen Menschen sind so etwas von gefestigt und stark. Davon kann ich mir eine Scheibe abschneiden! Trotz wiederholter Diskussionen in ihren Klassen steckten sie unglaublich viel weg, indem sie den Spekulationen mit entwaffnender Naivität begegneten und nur die Tatsachen sprechen ließen. „Papa, die schreiben halt viel dummes Zeug", sagen sie freimütig. „Wir wissen doch, wie es dir geht. Du bist ja da." Das erstaunte mich sehr. Dieser Gedankengang war zu einfach für mich. Aber wie wahr! Eben solche Reaktionen und klare Positionierungen geben mir Stärke. Man darf nie vergessen, dass die Familie einem einen nicht zu unterschätzenden Rückhalt gibt. Sobald man realisiert hat, dass einem eine Menge Menschen im Leben Rückhalt geben und einem den Rücken freihalten, ist man einfach unbesiegbar. Das ist ein großartiges Gefühl, unbedingt erwähnenswert und nicht zu unterschätzen.

2008 verspürte ich eine unglaubliche Aufbruchstimmung in mir und in meinem beruflichen Umfeld. Ganz gleich, ob ich mit meinem Produzenten Peter Wagner, meinem Label-Chef Jack White, meinem Konzertpartner Dieter Semmelmann oder meinem Manager Roger Ulbrich Pläne schmiedete – wir alle hatten Großes vor und wollten dafür reichlich Zeit, Arbeit, Geld und Geduld in die Waagschale werfen. Ich begriff es als Ausdruck uneingeschränkten Vertrauens in mich als Künstler und als Persönlichkeit, dass mein Team trotz meines Handicaps auf mich setzte. Ich spiele 2009 weit über 60 Konzerte.

Zudem sagt mir mein Gefühl, dass wir mit „Wir sind Sehnsucht" ein unglaublich gutes Album eingespielt haben.

Jedes einzelne Konzert bleibt mir im Gedächtnis. Ende November 2008 spielten wir wieder in Neubrandenburg ein unglaublich gutes

Konzert. Vorher waren wir in Berlin. Da feierten wir einen Abend in der O_2-Arena, das war einfach unfassbar. So viele Menschen. 13 000 bis 14 000 feierten mich allein dafür, dass ich die Bühne betreten hatte; ich hatte noch keinen einzigen Ton gesungen. In der O_2-Arena wurden Emotionen freigesetzt, die mich tief bewegen und mir ein klares Signal geben: Meine Geschichte, meine berufliche Karriere ist noch lange nicht beim letzten Kapitel angekommen. Wahrscheinlich fängt sie sogar jetzt erst an. Das ist ein so wahrhaftiges Gefühl, das mich stärkt und mir Mut gibt.

Nachdem ich jetzt, wie gesagt, meine Krankheit auf der Bühne nicht mehr unerwähnt lasse, wenn ich es für angemessen halte, habe ich mir angewöhnt, das auch in meinem Privatleben so zu halten.

Wenn ich zum Beispiel in einem Hotel einchecke, nachdem ich kurz zuvor über einen langen Parkplatz laufen musste, kann es passieren, dass ich eine etwas bläuliche Gesichtsfarbe bekomme und die Leute mich anstarren, als sähen sie zum ersten Mal ein blaues Männlein, das sicher gleich umfallen wird. Bei solchen Gelegenheiten nenne ich die COPD neuerdings beim Namen und spreche offen an, was meinem Gegenüber ins Gesicht geschrieben steht: „Falls Sie jetzt Sorge haben, dass ich gleich umfalle – dem ist nicht so. Ich habe eine Lungenkrankheit, die temporär zu verstärkter Atemnot führen kann. Das ist gleich vorbei. Ich sehe schlimmer aus, als es mir tatsächlich geht." Diese offene Ansprache entkrampft die Situation meistens innerhalb von Sekunden vollständig. Der andere schämt sich nicht mehr für seine Blicke, und ich mich nicht für meine blaue Farbe im Gesicht. Es ist eben, wie es ist. Je lockerer man mit solchen und ähnlichen Situationen umgeht, umso selbstverständlicher reagiert das Umfeld. Der Stress aber, dem man sich aussetzt, um ja nicht entdeckt zu werden, um um Gottes Willen nicht aufzufallen und um bloß nicht darüber reden zu müssen – DER ist gewaltig. Sich offen zum Anderssein zu bekennen nimmt einem den Stress. Dieses Nicht-darüber-Reden lässt den Atem gar nicht mehr ruhig werden. Nehme ich meine zeitweilige Hautverfärbung jedoch mit Humor, indem ich meinen Zustand ins Lächerliche ziehe und sage: „Ich sehe schlimmer aus, als es ist", erhole ich mich schneller, als wenn ich das Offensichtliche zu kaschieren oder mir sogar einzureden versuche, alles sei in bester Ordnung.

Nachdem sich die „dicke Luft" verflüchtigt hat, kann ich wieder frei durchatmen. Allerdings hatte ich den Nährboden dafür ja nicht selten selbst bestellt, als ich noch nicht offen und deutlich über meine Krankheit reden und mich zu ihr bekennen konnte. Ich beschwor sie regelrecht herauf. Wäre ich von Anfang an den Weg der Offenheit und der Ehrlichkeit gegangen, wäre vielleicht wenig oder zumindest weniger Raum für wüste Spekulationen geblieben. Doch wer kann schon von sich behaupten, frei von Fehlern und Schwächen zu sein, alles von Anfang an richtig gemacht zu haben in seinem Leben?

Ein weiterer Aspekt im Umgang mit meiner Krankheit ist Ehrlichkeit, die sich auf mich selbst bezieht. Ich habe gelernt, eine gesunde Form von Egoismus zu entwickeln. Das heißt, dass ich heute sehr stark selektiere: in Angelegenheiten, die wichtig, und solche, die unwichtig für mich sind. Ich unterscheide Dinge, die mich stressen und die mich entspannen. Ich bringe meine Energie auf den Punkt.

Ich bin noch nie gerne zu Veranstaltungen wie Branchenfesten, Filmpremieren, Preisverleihungen etc. gegangen, zu Events eben, die der Job so mit sich bringt. Ich würde mich auch nicht als reguläres Mitglied dieser Showgesellschaft bezeichnen und bin demzufolge auch niemand, den die Kollegen auf Aftershow-Partys wegen seiner geselligen Art in ihren Reihen vermissen. Und weil ich mich selten auf solchen Events blicken lasse, wird vermutlich in naher Zukunft auch niemand auf die Idee kommen, mir irgendeinen Medien-Preis zu verleihen.

Natürlich bin ich stolz auf meine Gold- und Platinauszeichnungen. Die wurden mir von Leuten verliehen, denen meine Musik gefällt und die deshalb meine Platten gekauft haben. Was kann sich ein Künstler Schöneres wünschen?

Aber meine Zeit verbringe ich lieber mit meiner Familie und Freunden als mit der Medienfamilie. Das bedeutet mir mehr. Ich lebe gerne zurückgezogener und suche nicht den Glanz und Glamour der Showwelt. Das ist, so habe ich es in den vergangenen Jahren für mich erlebt, gesünder für meine Seele und mein Leben.

Früher habe ich mich häufiger mit der Behauptung einfangen lassen: „Es ist so wichtig." Seitdem ich diese Krankheit habe, sage ich knallhart alles ab, was nicht von Bedeutung für mich ist. Ich tue nur noch das, was mir gut tut und was nicht belastet. Ich sage Nein. Und das ist etwas, was mein Leben enorm bereichert hat. Meine Lebensqualität ist – was jetzt wiederum paradox klingt – in vielen Bereichen sogar gestiegen. Keiner nimmt mir übel, wenn ich mich frei für eine Option entscheide: „Du, ich kann entweder nach München fahren und an einer Branchen-Party teilnehmen oder ich bleibe zu Hause und spiele mit meinen Kindern oder ich gehe mit meiner Frau und Freunden essen." Alles ist möglich! Das ist für mich unglaublich positiv.

Es gibt auch diese „Da-müssen-wir-uns-mal-treffen"-Meetings. Dabei ist das bei den heutigen technischen Kommunikationsmöglichkeiten fast schon überholt. „Wir sollten uns mal dringend zusammensetzen und über die und die Punkte diskutieren" oder „mal wieder essen gehen." Wenn solche Dinge kommen, bin ich mittlerweile einfach nur pragmatisch und sage: „Ich bin mir sicher, das kann man auch am Telefon besprechen. Dafür muss ich nicht extra 500 Kilometer hin und 500 Kilometer zurück fahren. Man redet sich sowieso nur die Köpfe heiß, um im Nachhinein festzustellen, dass man das auch locker am Telefon hätte klären können. Das mache ich nicht mehr mit.

Heute muss man mir schon sehr genau begründen, warum man mich persönlich sehen möchte. Will man mit mir lediglich bereden, warum dies und das gemacht werden sollte, kann ich das auch am Telefon erledigen. Deshalb müssen wir uns nicht beide einen ganzen Tag kaputt machen.

Damit müssen die Leute lernen klarzukommen. Hier bin ich nicht mehr bereit, Kompromisse zu schließen. Im Übrigen habe ich den

Eindruck, dass es überhaupt sehr viel einfacher geworden ist, mit mir klarzukommen. Ich sage nämlich frei heraus, was ich will. Ich lamentiere nicht mehr herum. Heute bin ich ein Partner, der sagt, was er will. Wenn ich Ja sage, wird daraus kein Nein und umgekehrt. Das macht es den Menschen in meinem Umfeld deutlich einfacher als früher, mit mir zurechtzukommen.

Ich habe gelernt, die Energie, die mir zur Verfügung steht, zu verwalten. Ich trage eine hohe Verantwortung gegenüber meiner Frau und meinen Kindern. Ich fühle mich ihnen gegenüber verpflichtet, weil ich sie liebe. Und ich werde meiner Verantwortung gerecht. Sie haben ein Recht darauf, dass ich für sie da bin. Und ich rede hier nicht von einer rein materiellen Absicherung, sondern vom Menschlichen, der Person an sich.

Ich verspüre auch Verantwortung gegenüber meiner Band, meinen Musikern, meinem Team. Solange ich auf die Bühne gehe, können sie das ebenfalls tun und so genügend Geld verdienen, um den Unterhalt für sich und ihre Familien zu sichern. Aus all diesen Gründen bin ich verpflichtet – und das empfinde ich einfach so –, mit einem gewissen Egoismus meine Energie auch weiterhin zielgerichtet einzusetzen und sie nicht sinnlos verpuffen zu lassen.

ATEMPAUSE

Es werden sich vielleicht einige Leute gefragt haben, warum dieses Buch den Titel ATEMPAUSE trägt und warum ich es überhaupt geschrieben habe.

Dafür gibt es verschiedene Gründe:

Das Buch trägt diesen Titel, weil ich nach acht Jahren Innehalten das Bedürfnis verspürte, mir meine Geschichte von der Seele zu schreiben. Und zwar für Menschen, die in einer ähnlichen Lebenssituation stecken wie ich. Ich wollte chronisch Kranken, die nicht unbedingt an COPD leiden müssen, von meinem Weg erzählen. Von einem Weg, der ihnen vielleicht helfen mag, mit ihrer eigenen chronischen Erkrankung fertig zu werden oder zumindest anders damit umzugehen als bislang. Zudem wollte ich gerne auch etwas über mich lesen, etwas Wahres, etwas Wahrhaftiges über meine Person.

Jeder sieht sich gerne als unverwundbar an. Man meint, sündigen zu können, ohne gebremst zu werden und ohne irgendwann die Rechnung präsentiert zu bekommen und die Konsequenzen dafür zu tragen. Wer von einer chronischen Erkrankung betroffen ist, kennt aber aus eigenem Erleben die nackte Wahrheit, die einen selbst eingeholt hat.

Ich bin mir sicher, Sie kennen alle den „Onkel Kurt", von dem man erzählt, dass er ein Leben lang mindestens 60 Zigaretten pro Tag geraucht, eine Flasche Schnaps getrunken hat und trotzdem 95 Jahre alt geworden ist. Von diesem ominösen Onkel haben wir alle schon einmal gehört. Doch von dem Onkel, der, weil er so viel geraucht hat und so viel Alkohol getrunken hat, mit gerade einmal Mitte 40 an

Krebs gestorben ist, von dem wird beim Sonntagnachmittagskaffee nicht erzählt.

Solche Legenden erzählen sich Menschen gerne, um ihre eigene exzessive und genussorientierte Lebensart als Kavaliersdelikt abzutun. Mit diesem Trostpflaster für die eigene Seele unterfüttert man seine Unverwundbarkeit und macht sich selbst etwas vor. Das ist auch ein Grund, warum ich das alles niedergeschrieben habe. Weil auch ich gerne, wenn ich mal wieder zur Zigarette griff, mein Gewissen mit einem imaginären Onkel beschwichtigt habe, obwohl ich selbst gar keinen hatte. Ich habe mich zu lange selbst belogen, viel zu lange.

Ich werde an dieser Stelle NICHT auf alle Raucher dieser Welt eindreschen und jede Zigarette verdammen, die ich in meinem Leben geraucht habe. Obwohl ich sicher bin, dass das Zigarettenrauchen maßgeblich zum Ausbruch meiner Krankheit beigetragen hat. Regelmäßige Spaziergänge in freier Natur wären meiner Gesundheit sicher förderlicher gewesen. Rückblickend bleibt mir heute nur zu sagen: „Wohl dem, der das nicht zu spät erkennt."

Luft war etwas, das ich bis zu meiner Erkrankung niemals genannt hätte, wenn mir in einem dieser zahlreichen Fragebögen, die ich im Laufe meiner über 30-jährigen künstlerischen Laufbahn ausfüllen sollte, die Frage gestellt wurde, worauf ich im Leben nicht verzichten könnte. Heute würde ich schreiben: Luft!

Die meisten Menschen empfinden Luft als nicht existent, weil sie ja im Überfluss vorhanden ist. Strecken Sie die Hand aus und greifen Sie zu. Luft lässt sich nicht fassen, aber sie ist da. Wir bemerken sie nur, wenn sie etwas in Bewegung bringt oder sie unsere Sinne berührt. Ich bin gerne am Meer. Ich genieße es, wenn bei einem Strandspaziergang eine steife Brise weht. Zudem bin ich lange Jahre gerne und so oft wie möglich geflogen. Ich habe sogar meinen Pilotenschein gemacht. Hoch hinaus zu fliegen, in den Himmel, über den Wolken. Es ist ein unbeschreiblich schönes Gefühl, sich von der Luft tragen zu lassen. Aber ich werde wohl nie wieder in ein Flugzeug steigen …

Ob Kinderdrachen, Flugzeuge oder Windmühlen – Luft bringt etwas in Bewegung. Sie ist heiß, sie ist stickig, sie ist schlecht, sie bringt Blätter zum Rascheln, aber sie geht niemals aus.

Ich habe das Gegenteil erfahren müssen. Ich habe zwei Tage lang mit dem Gefühl der Hilflosigkeit, des Ausgeliefertseins, aufsteigender Panik gelebt, mit dem alles beherrschenden und jede Sekunde lebensbedrohlichen Gefühl, wie es ist, wenn einem Luft fehlt.

Heute ist Luft für mich gleichbedeutend mit Freiheit – der Freiheit, zu leben und zu tun, was ich möchte, dorthin zu gehen, wohin ich will. Luft ist der Schlüssel zum Leben und das Kostbarste, was ich niemals mehr im Leben missen möchte.

Meine aufgrund dieser ganz persönlichen Erkenntnisse und Überlegungen unerwartet erfrischende Einstellung versetzt die Menschen um mich herum in Erstaunen, ob das jetzt meine Musiker sind oder Freunde, die mich gerne zu Konzerten begleiten. Wenn andere Leute Feierabend haben, fängt für mich der Job erst an. Das kann manchmal auch erst um 21.00 Uhr sein. Ich habe auf den Punkt, egal zu welcher Uhrzeit, fit zu sein, trotz der zusätzlichen Belastung, die ich durch meine Krankheit trage.

Was vielen ein Rätsel aufgibt, ist ganz einfach zu erklären. Man lernt sich so weit zu disziplinieren, dass man gezielt Hochleistungen erbringen kann. Es ist wic bci Sportlern und Top-Athleten, die im Wettkampf Weltklasseleistungen abrufen müssen. Das erfordert natürlich Disziplin.

Und wie ich im vergangenen Jahr bei den Paralympics bewundernd festgestellt habe, ist das bisschen Singen verglichen mit den Spitzenleistungen, die behinderte Sportler erbringen, keine große Sache. Gemessen an deren Schicksalsschlägen und deutlichen körperlichen Handicaps ist meine COPD eher lächerlich. Für diese Leistungen, an denen die meisten völlig gesunden Menschen scheitern würden, fehlen mir die Worte.

Ich wünsche mir, dass nicht nur die allein in Deutschland rund fünf Millionen wie ich von COPD Betroffenen, sondern alle Leidensgenossen und -genossinnen mit einer chronischen Erkrankung, die ihnen das Leben schwer macht, an sich selbst glauben. Man darf der Krankheit nicht den Raum geben, den sie einnehmen möchte. Man muss sich zur Wehr setzen, denn nur wenn wir wollen, können wir auch. Es grenzt an ein Wunder, wohin pure Willenskraft und Leidenschaft jemanden bringen kann. Das gilt für chronisch erkrankte Menschen ebenso wie für Menschen mit offensichtlichen körperlichen Handicaps.

Wir alle haben unseren Willen. Wir haben, das wünsche ich jedem Betroffenen, unseren Glauben und unsere Hoffnung. Diese Gefühle sind eine Kraft, die uns stark genug machen kann, Hindernisse zu überwinden, unser alltägliches Leben fortzusetzen und Spaß daran zu haben. Zumindest gilt das für mich so und ich wünsche mir, und natürlich vor allem Ihnen, dass Ihnen das genauso gelingen möge. Wenn Sie sich nicht aufgeben und unterkriegen lassen, so werden Sie kein hilfloses, in sein Schicksal ergebenes Opfer Ihrer chronischen Erkrankung sein. Mit der richtigen Einstellung kann man die COPD, ich will nicht sagen besiegen, aber doch zumindest im Zaum halten und die Lebensfreude über die Krankheit stellen.

Ich glaube jedenfalls, dass ein Mensch erst dann am Ende ist, wenn er mehr Zeit damit verbringt, sich zu bedauern als sich um Lösungen zu bemühen, die ihn wieder aus der Misere herausbringen.

Hierfür ist für mich die Motivation ganz wichtig. Für mich war es vor allem zu Beginn meiner Krankheit sehr wichtig, in all meinen Handlungsweisen einen Sinn zu sehen. Wofür tue ich etwas und für wen? Mich für meine Familie starkzumachen und dafür einzutreten, dass es ihr gut geht, war für mich immer oberster Antrieb. Deswegen stand meine Aufgabe für mich auch nie zur Diskussion. Meine Frau und die Kinder waren für mich der wichtigste Ansporn überhaupt.

Nach all den Jahren habe ich so einen mentalen und körperlichen Status erreicht, dass ich meine körperliche Konstitution als stabilisiert betrachte. Unser Alltag mit der COPD hat sich eingespielt. Ich habe für mein Leben ein bestimmtes Maß an Normalität zurückgewonnen. Jedem, der von einer solchen chronischen Krankheit befallen ist, möchte ich ein wenig Mut machen: „Da geht noch was. Das kann man noch hinbekommen. Das kann ich schaffen, trotz dieser Krankheit!" Ich meine mich zu erinnern, dass der erste Satz, den ich noch beim Arzt zu meiner Frau sagte, lautete: „Na, die arme Krankheit, die wird's nicht leicht haben mit mir." Davon war ich von Anfang an überzeugt. Natürlich hatte ich auch schwache Momente und bin einen weiten Weg gegangen, um diesen Satz mit Leben zu füllen. Aber ich habe mich nie aufgegeben. Meine persönlichen Bestmarken habe ich gesetzt, und nur daran werde ich mich künftig selbst messen.

ULTIMA RATIO ODER DER LETZTE AUSWEG

Mich erreichten in den letzten Jahren unzählige wohlmeinende Zuschriften von einfachen Hausrezepten bis zum detailliert ausgearbeiteten Therapiekonzept: Akupunktur, Hypnose, Pilzkur … Ich habe mich natürlich intensiv mit allen Spielarten beschäftigt, bin aber für mich zu dem Schluss gekommen: „Kinder, danke für eure Ratschläge und Hilfsangebote. Ich guck mir das gerne an, schlag das meinem Arzt vor und gemeinsam werden wir dann entscheiden, ob wir das für mich als sinnvoll oder weniger sinnvoll erachten.“

Ich muss aber zugeben, dass ich alles verschlinge und lese, was mit COPD auch nur entfernt in Zusammenhang steht. Kürzlich scheint ein Medikament entwickelt worden zu sein, das die Lungenleistung signifikant verbessern soll. Ich hoffe insgeheim darauf, dass das so ist. Doch unabhängig davon ist die medikamentöse Einstellung durch meinen Professor so gut, dass ich damit sehr gut und vernünftig bis ins hohe Alter leben kann. Ich verspüre keinerlei Panik oder Not.

Ich vertraue meinem Arzt bedingungslos, bespreche ausnahmslos alles mit ihm. Man sollte keine Experimente im Alleingang machen und sich davor hüten, nach irgendwelchen obskuren und zweifelhaften Strohhalmen zu greifen. Zu leicht könnte man sich der Hoffnung hingeben, die Krankheit doch heilen zu können, die bisher unentdeckte Wunderkur gefunden zu haben. Doch man müsste nach einem trügerischen Hochgefühl auch immer wieder mit den unvermeidlichen Enttäuschungen klarkommen. Das kostet unnötig Energie.

Ich habe einen phantastischen Arzt. Er ist mir eine große Stütze. Er hat mich medikamentös so gut eingestellt, dass ich all die Dinge tun kann, die ich tun möchte. Zudem unterstützt er mit seinen fachlichen Fähigkeiten vorbehaltlos meine Einstellung zu meiner Krankheit und zu meinem Leben. Medizinische Erfahrung gepaart mit einer vernünftigen Einstellung des Betroffenen ist eine unschlagbare Kombination, um eine Erkrankung zumindest in den Griff zu bekommen, wenn man sie schon nicht heilen kann.

Eine Lebensweisheit zum positiven Denken besagt: „Es ist allein an uns, etwas als Glück oder Unglück, als gut oder schlecht anzusehen. Wir haben die Freiheit, uns für das eine oder andere zu entscheiden, denn es sind nicht die Dinge, die uns beunruhigen, sondern unsere Sicht der Dinge."

Ein Nachbar sprach mich eines Tages an: „Guten Morgen! Sagen Sie mal, was glauben Sie, wie das Wetter in den nächsten Tagen wird?" Ich antwortete: „Genau so, wie ich das gerne habe." – „Woher wissen Sie denn, dass das Wetter so wird, wie Sie es mögen?", fragte er mich daraufhin. Ich entgegnete: „Ganz einfach. Ich habe die Erfahrung gemacht, dass ich nicht immer das kriege, was ich möchte, also habe ich gelernt, das zu mögen, was ich bekomme. Deshalb bin ich mir sicher, dass das Wetter so werden wird, wie ich es mag."

Genau das möchte ich in diesem Buch zum Ausdruck bringen. Ich habe gelernt, mein Leben mit der Krankheit wertzuschätzen. Ich nehme es an, gehe liebevoll damit um und lebe damit auf einem höchstmöglichen Niveau an Zufriedenheit. Mehr kann ich nicht erwarten und erreichen.

Man muss lediglich akzeptieren, dass sein Leben einen neuen Nullpunkt hat. Mein individueller Meeresspiegel ist gesunken, aber deswegen liegt mein Glücksgefühl noch lange nicht zerschlagen am Boden.

Man muss sich immer bewusst vor Augen halten, dass man selbst nicht das größte Elend der Welt gepachtet hat. Es gibt Menschen, die deutlich schlimmere Dinge erleiden müssen. Man muss immer versuchen, sein eigenes Schicksal in Relation zu anderen zu setzen. Diese Einstellung macht, das haben mich die vergangenen Jahre gelehrt, einen demütig und auch dankbar für das Glück, das einem sonst jeden Tag im Leben widerfährt.

Zu dieser positiven Denkweise gehört natürlich auch ein gesunder Schuss Optimismus. „Die Welt, in der wir leben, ist eine optimistische Schöpfung", besagt ein wunderbarer überlieferter Satz. „Der Beweis: Alle Vögel singen in Dur." Warum sollte also ausgerechnet ich, als ein Sänger, der die Musik liebt, ein Pessimist sein? Warum sollte ich nicht daran glauben, dass mein Leben schön sein kann, trotz dieser Krankheit?

Und sollte ich trotz all meiner Willensstärke, meines Optimismus' und des positiven Denkens dennoch eines Tages am Ende meiner Kräfte angelangt sein, gäbe es ja auch noch die Ultima Ratio, bevor der letzte Vorhang fällt.

In meinem Fall wäre dies eine Lungentransplantation. Jeder Patient mit der gleichen Krankheit wie ich will oder muss mit seinem Arzt irgendwann einmal darüber sprechen, welche Optionen einem im schlimmsten Fall bleiben. Auch mein Professor hatte mich im Rahmen der üblichen Beratungsgespräche auf die Möglichkeit einer Lungentransplantation hingewiesen. Als die letztmögliche Karte, die wir ziehen könnten. Man dürfe sie allerdings nicht zu früh und auch nicht zu spät ziehen.

Für mich heißt das im Klartext: „Wenn Sie zu mir kommen und mir sagen, Sie haben keine Kraft und keine Lust mehr, Sie können und wollen nicht mehr, dann ist der Punkt gekommen, uns mit diesem Thema zu beschäftigen. Aber bei der Lebensfreude, die Sie entwickeln, und bei all den Dingen, die Sie mit der COPD möglich machen, wäre eine Lungentransplantation zu diesem Zeitpunkt ein falscher Schritt". Da ich mich gut beraten und noch meilenweit von dieser Ultima Ratio entfernt fühle, habe ich das Thema Lungentransplantation erst einmal gedanklich ad acta und in die Schublade gelegt.

Viele Freunde oder Bekannte kommen zu mir und sagen: „Mensch, lass dir doch eine neue Lunge einsetzen." Das klingt so, als wenn man sagen würde: „Mensch, kauf dir doch einen Flachbildschirm, der hat doch ein viel schöneres Bild." Es ist nicht damit getan, etwas auszutauschen, sich ein Ersatzteil einsetzen zu lassen. Ein Mensch ist kein Modell, für das es bei Bedarf das passende Ersatzteil mit Zwei-Jahres-Garantie gibt. Eine Transplantation ist ein Schritt, der weitgreifende Auswirkungen haben kann. Im positiven wie auch im negativen Sinne. Wenn man Glück hat, geht alles glatt. Die neue Lunge arbeitet vorschriftsmäßig und macht einen super Job. Sie pumpt zuverlässig Atemzug für Atemzug Sauerstoff ins Blut. Es kann jedoch auch zu Abstoßreaktionen kommen, abgesehen von dem operativen Risiko. Aber das ist Zukunftsmusik, an deren Zwischen- und Misstöne ich noch keine Gedanken verschwende. Für mich kommt eine Lungentransplantation zum jetzigen Zeitpunkt nicht in Frage.

WIR SIND SEHNSUCHT

Tausende Möglichkeiten laden zu neuem Leben ein.
CHRISTIAN MORGENSTERN

2009 gehe ich mein Leben und meine Karriere wieder offensiv an. Viele Menschen überrascht es sicher, dass ich mit meiner Krankheit singen kann. Zu meinen Auftritten reise ich häufig Hunderte von Kilometern im Auto an. Ich fahre so viel Auto, das ist weitaus gefährlicher als ein Lungenemphysem.

Ich bin jemand, der sehr pragmatisch an seine Aufgaben herangeht. Wenn ich eine Komposition habe, ist für mich unabhängig von der Geschichte, die ich erzähle möchte, die plakative Zeile wichtig. Ich bin wirklich ein Zeilenfan. Das mag daran liegen, dass ich einige Jahre meines Lebens in der Werbung gearbeitet und da versucht habe, gute Slogans zu finden. Zeilen wie: „Ich glaub, es geht schon wieder los" oder „Manchmal möchte ich schon mit dir" sind aus meiner Sicht ziemlich aussagekräftig. Beim Texten des Titelsongs meines aktuellen Albums fiel mir eine der stärksten Zeilen auf, die ich bisher in einer Zeitung gelesen habe: „Wir sind Papst". Die habe ich adaptiert in „Wir sind Sehnsucht". Wir sind Sehnsucht, wir beide, du und ich.

Als Deutschland 2007 die Handball-WM gewann, waren WIR Handball-Weltmeister, als 2005 Papst Benedikt XVI. gewählt wurde, waren WIR Papst.

Und eine der größten uns alle verbindenden Leidenschaften ist die Sehnsucht – weil alle Menschen sich nicht immer genau dann sehen können, wenn sie es wollen. Mein aktuelles Album habe ich auch deshalb „Wir sind Sehnsucht" genannt.

Es bringt mir Spaß, Musik zu machen, von Aufhörenwollen kann gar keine Rede sein. Ich genieße es viel zu sehr, dass die Leute meine Lieder lieben. Wenn ich singe, kann ich ihnen zumindest für eine Weile die Illusion geben, dass sich Sehnsüchte erfüllen. Mein Publikum hat gelernt, zwischen den Zeilen zu lesen. Ich möchte unterhalten, ziele dabei aber eher in Richtung Bauch als in Richtung Herz. Manche Lieder sind wie kleine Filme. Das ist das Schönste, das ist der Hit, wenn es einem Texter gelingt, zu einer eingängigen Melodie einen kleinen Film zu erzählen.

In der Wirtschaftswunderzeit sangen alle „Geh'n Sie mit der Konjunktur". Als wir anfingen zu reisen, hieß es „Komm' ein bisschen mit nach Italien". Damals war im Schlager Zeitgeist zu hören. Das ist heute leider selten der Fall. Ich selbst kann mich da nicht ausnehmen.

Dennoch spiele ich in ausverkauften Hallen. Merkwürdige Dinge passieren. Meine Lieder haben sich nicht nur auf den Playlisten schlageraffiner Radiostationen etabliert. Einige Privatsender, zum Beispiel die Ostseewelle, sagen: Wir spielen nur aktuelle Charts und Roland Kaiser.

Dabei ist mein Publikum auffällig jung. In Dresden sind sogar 80 Prozent der Zuschauer unter 30. Aber Dresden ist ohnehin ein eigenes Phänomen. Als ich das zum ersten Mal beobachtete – eine Menschenmenge 17- bis 19-Jähriger vor dem Konzert, tätowiert und gepierct – dachte ich: Die wollen nicht zu dir. Doch ich hab sie alle wiedergesehen, unten im Publikum – Tausende. Und alle sangen meine Lieder.

Klar freut mich das. Als Prominenten-Bonus werte ich das trotzdem nicht. Die Leute kommen doch zu mir, weil sie eine perfekte Schlagerparty erwarten und nicht wegen eines Stars, der singt.

Nicht zuletzt aus diesem Grund gebe ich auch immer wieder Konzerte. Ich nehme meine Krankheit wahr und ernst, gebe ihr aber keine Chance, mich zu beherrschen. Ich lebe und singe gern. Die Auftritte geben mir mehr Energie, als dass sie mich belasten. Es ist unglaublich, wie enthusiastisch die Menschen sind. Das bereitet mir viel Freude. Aufhören die Bühne zu betreten werde ich erst, wenn die

Leute anfangen, mit Obst nach mir zu werfen, oder ich ganz alleine im Konzertsaal stehe.

Pünktlich um 20.07 Uhr gehe ich üblicherweise raus auf die Bühne. Das Konzert beginnt. „Pünktlich, mit sieben Minuten Verspätung?", werden Sie sich jetzt sicherlich fragen. Ja! Das halte ich seit meinem ersten Auftritt so. Damals hatte ich genau sieben Minuten Verspätung. Warum, daran erinnere ich mich nicht mehr. Aber weil damals alles glatt lief, mache ich das seitdem immer so. Da bin ich abergläubisch. Aber das behalten Sie jetzt bitte für sich. Nicht auszudenken, wenn ich demnächst doch einmal Punkt 20.00 Uhr auf die Bühne käme und das Publikum wäre noch nicht da.

Ich habe in meinem Leben verloren und auch gesiegt. So wie wir alle. Der größte Verlust war für mich der Tod meiner Mutter, der größte Sieg ist der Gewinn meiner intakten Familie.

Um das zu pflegen und zu leben, halte ich mich an eine Reihe von Regeln, die ich mir selbst aufgestellt habe: Ich trete zum Beispiel nicht nach unten und grenze Minderheiten nicht aus. Ich lebe Gewaltlosigkeit und bin ehrlich. All das sind Regeln, die für mich und meine Mitmenschen gelten. So oder so ähnlich habe ich kurz nach der Diagnose vielfach in Interviews geantwortet. Dabei habe ich mich in diesen Monaten selbst am meisten belogen. Heute betrachte ich mein Leben als Mosaik, um es mit einem Bild zu beschreiben. Breche ich einzelne Steine heraus, zerstöre ich es und der Eindruck ist nicht vollständig. „Alles auf Anfang" war für mich der Anfang meiner zweiten Lebenshälfte. Ich denke, heute bin ich der angenehmere Mensch als in der ersten Hälfte. Privat habe ich mich zu meinem Vorteil entwickelt. Ich glaube, heute bin ich ein Mitmensch, den man gut leiden kann.

Abschließend kann ich nur sagen: Wenn ich meinen Blick nach vorne richte und an kommende Aufgaben denke, überkommt mich eine unbändige Freude darauf. Denn an dieser Stelle kann ich nur von Herzen Danke sagen: an meine Fans für ihre Treue, an Peter, Roger, Jack, meine Musiker, Dieter, Dagmar und vor allem an meine Familie.

Ohne die unschätzbar wertvolle Unterstützung meiner Frau, meiner Kinder und meiner Freunde hätte ich nicht die Kraft gehabt, die vergangenen Jahre durchzustehen. Sie haben mir den Weg geebnet und mich auch in unwirtlichem Gelände treu begleitet. Mit der Kraft der Liebe und der Freundschaft im Rücken ist alles viel leichter zu tragen, als Außenstehende es vielleicht für möglich halten mögen. Und das ist ein verdammt gutes Gefühl, dass man mit so einem gestärkten Rücken seine Probleme auch wirklich meistern kann!

Nachdem ich ein tiefes Tal durchschritten habe, stehe ich wieder einmal auf der Sonnenseite des Lebens. Trotz oder gerade wegen meiner COPD, die mich am Ende doch nicht aus der Bahn werfen konnte. Ich genieße voller Lebenslust, ohne eine Spur von Frust, mein neues, zweites Leben.

Ohne Silvia wäre mir dies nicht möglich gewesen. Sie ist seit 15 Jahren der wichtigste Mensch in meinem Leben. Sie erspürt liebevoll die Momente, in denen sie mich bremsen oder antreiben muss, mich fordert oder schont. In vielen endlosen Gesprächen wusste sie oft auf viele Fragen, die ich aufgrund meiner persönlichen Verstrickung und subjektiven Sichtweise einfach nicht beantworten konnte, die richtige Antwort. Unsere Gefühle füreinander wurden durch diese Krankheit nicht nur nicht strapaziert, sie wuchsen noch an der Herausforderung. Unsere Liebe und Zuneigung füreinander sind noch stärker geworden, als sie es zuvor schon waren. Meine Frau ist für mich der wichtigste Mensch auf dieser Welt.

Daher bin ich unendlich froh darüber, dass mit diesem Buch auch von meiner Frau der Druck genommen wird, sich ständig ducken und mich decken zu müssen. Sie wird nie wieder für mich lügen müssen. Sie kann jetzt völlig offen mit der Atemnot umgehen. All ihre Freunde und Freundinnen wissen jetzt, welche chronische Lungenkrankheit ich habe. Wenn ich mal wieder wie ein Chamäleon die Farbe gewechselt habe und etwas „blauer" bin, wissen sie, dass ich schlechter aussehe, als ich mich fühle. Diese Normalität erachte ich für meine Familie als sehr wichtig, um unbeschwert und fröhlich sein zu können. Silvia geht's jedenfalls blendend und das freut mich zutiefst.

Liebe Erinnerungen für Atempausen:

Ein Bilderbogen meines Lebens

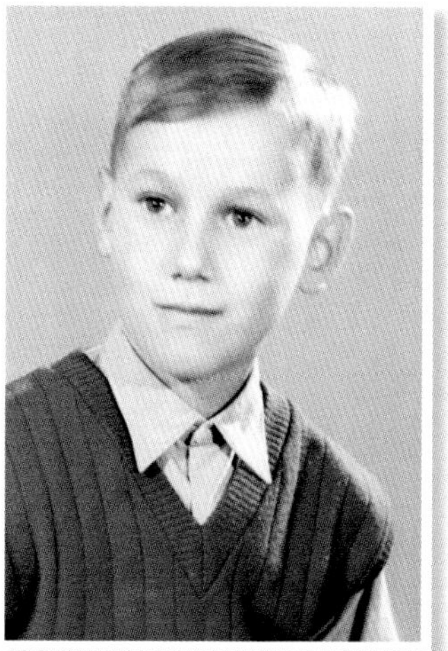

Ronald Keiler, etwa 8 Jahre

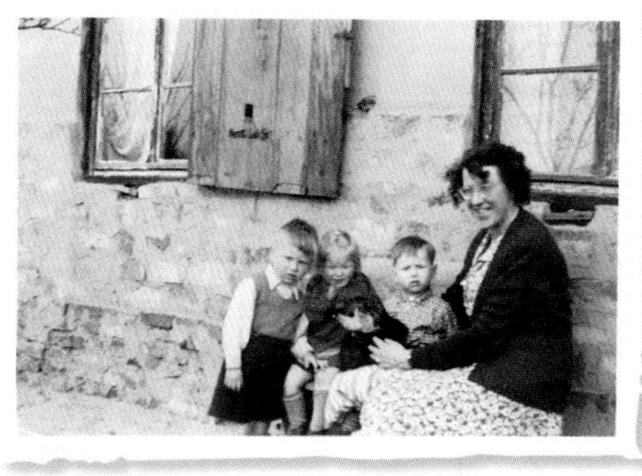

Mit meiner Pflegemutter, Cousine Helga und Cousin Wolfgang in Berlin

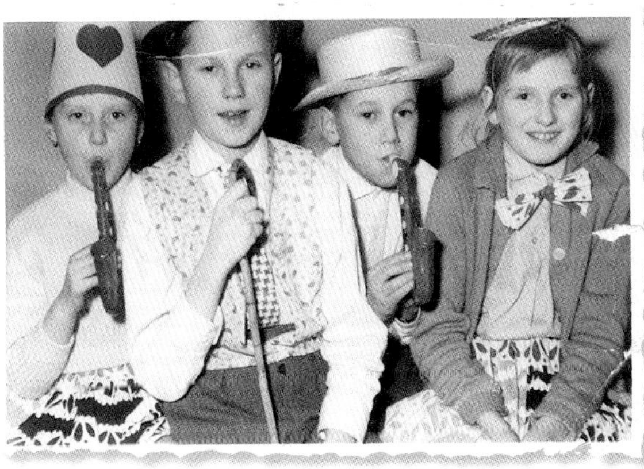

Karneval in Berlin mit Cousinen und Cousins (von rechts: Helga, Ronald, Wolfgang, Regina)

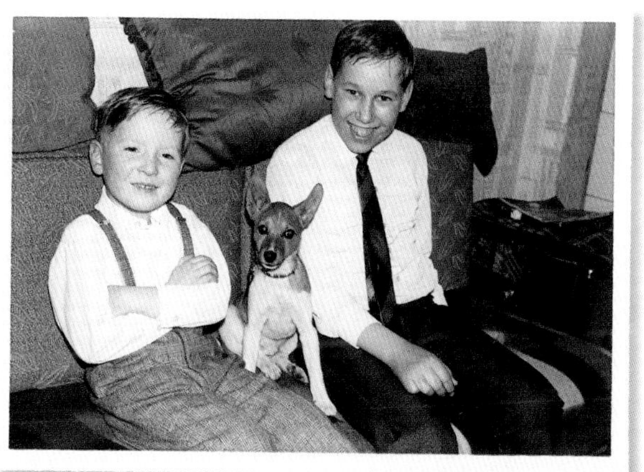

Cousin Detlef, mein Hund Axel und ich

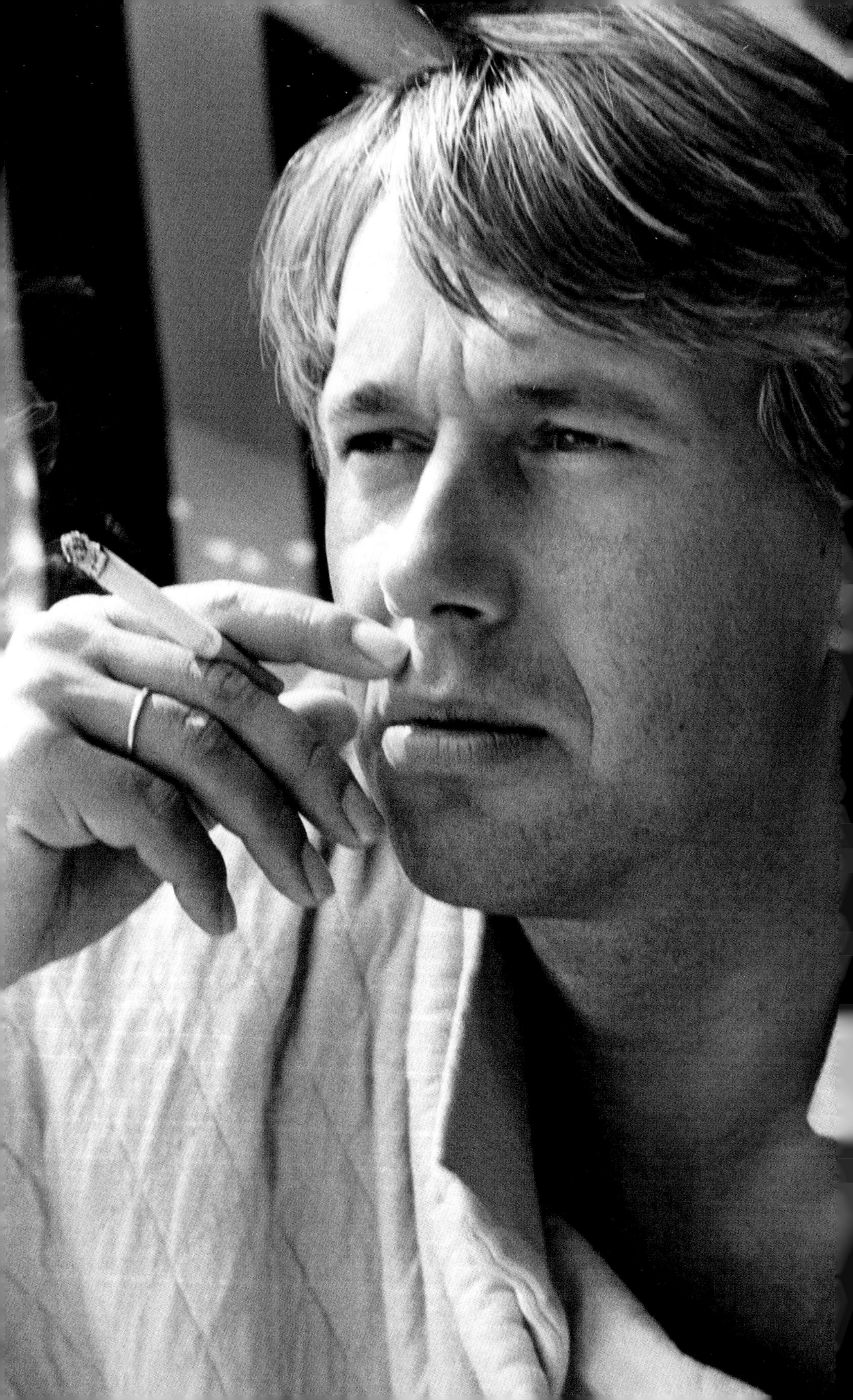

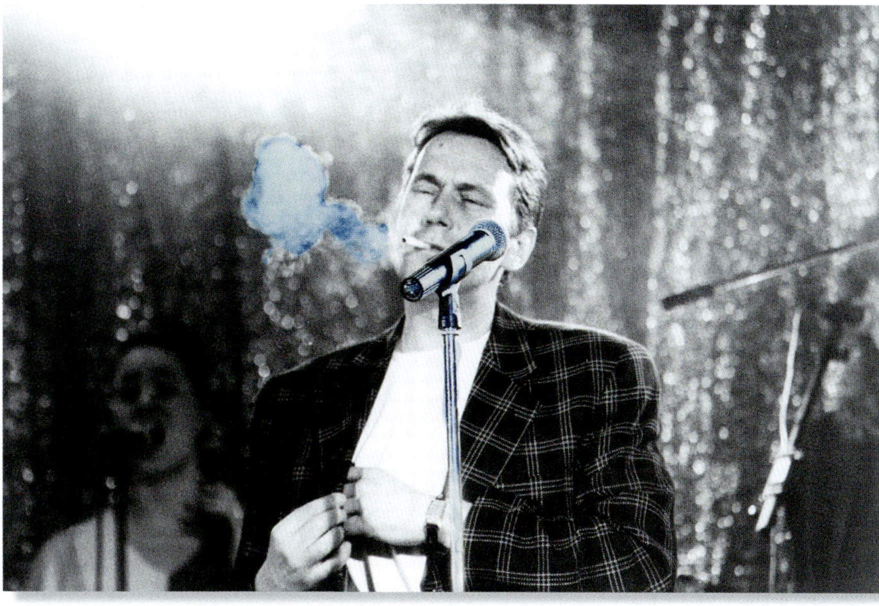

Blauer Dunst – Soundcheck vor einer Gala in Köln (1994)

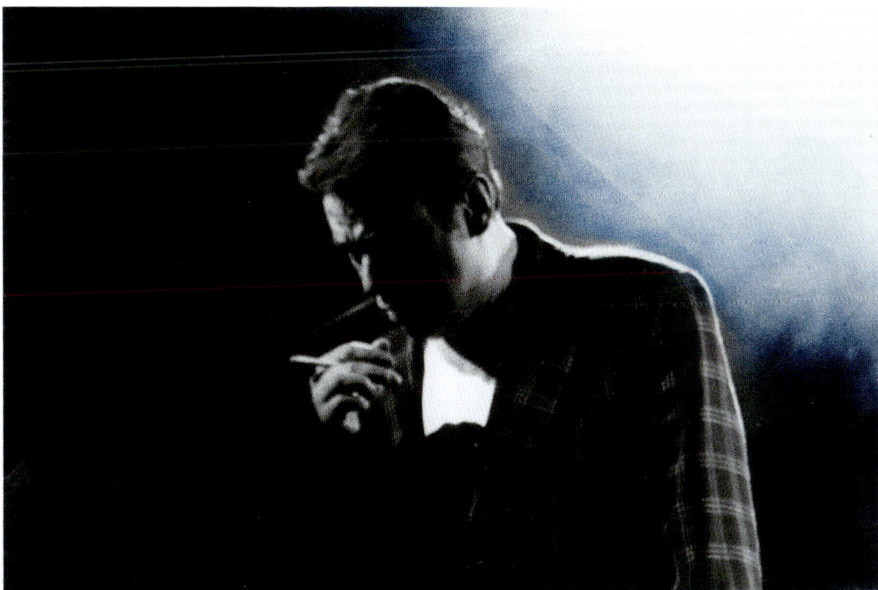

Bild links: So fing alles an: immer wieder eine letzte Zigarette (1986).

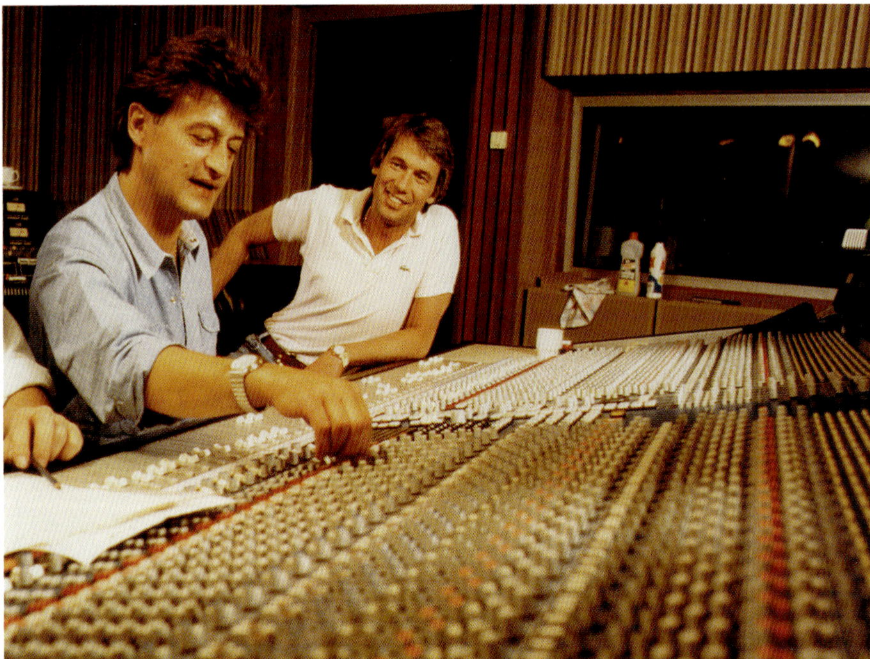

Mit meinem Freund und Produzenten Peter Wagner im Berliner Studio (1986)

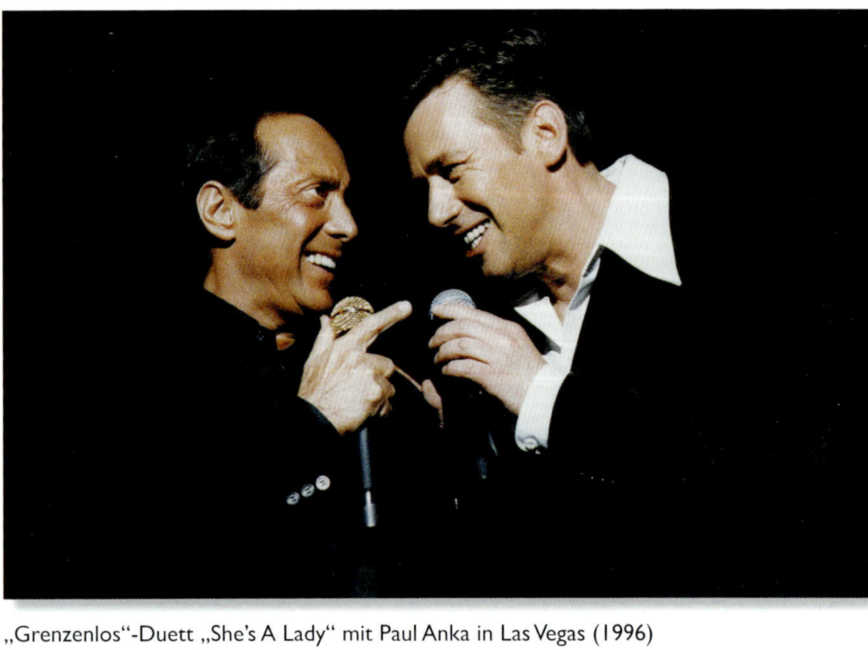

„Grenzenlos"-Duett „She's A Lady" mit Paul Anka in Las Vegas (1996)

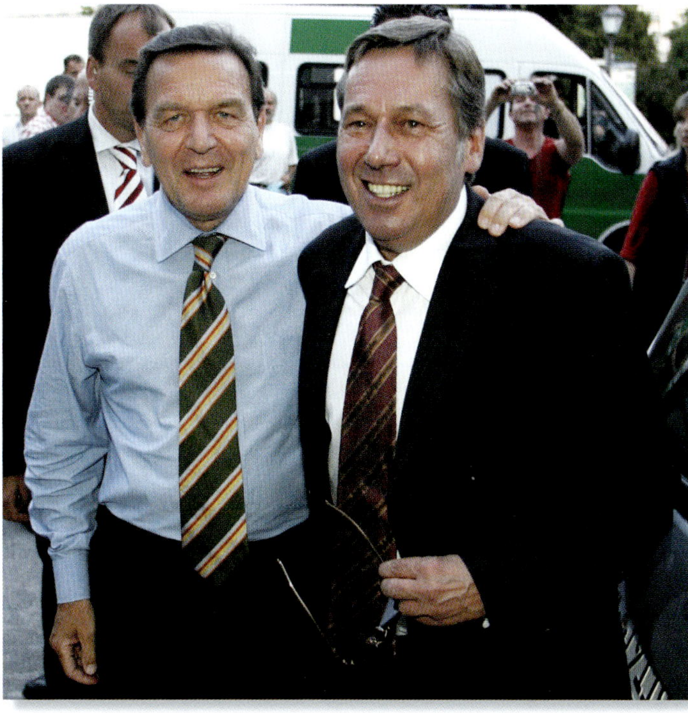

Meine Stimme gegen Politikverdrossenheit: Wahlkampf (2005)
für und mit dem damaligen Bundeskanzler Gerhard Schröder

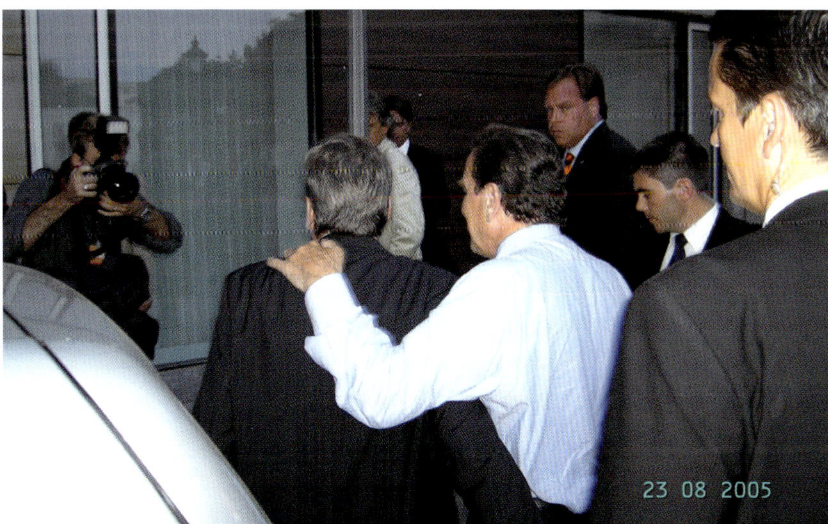

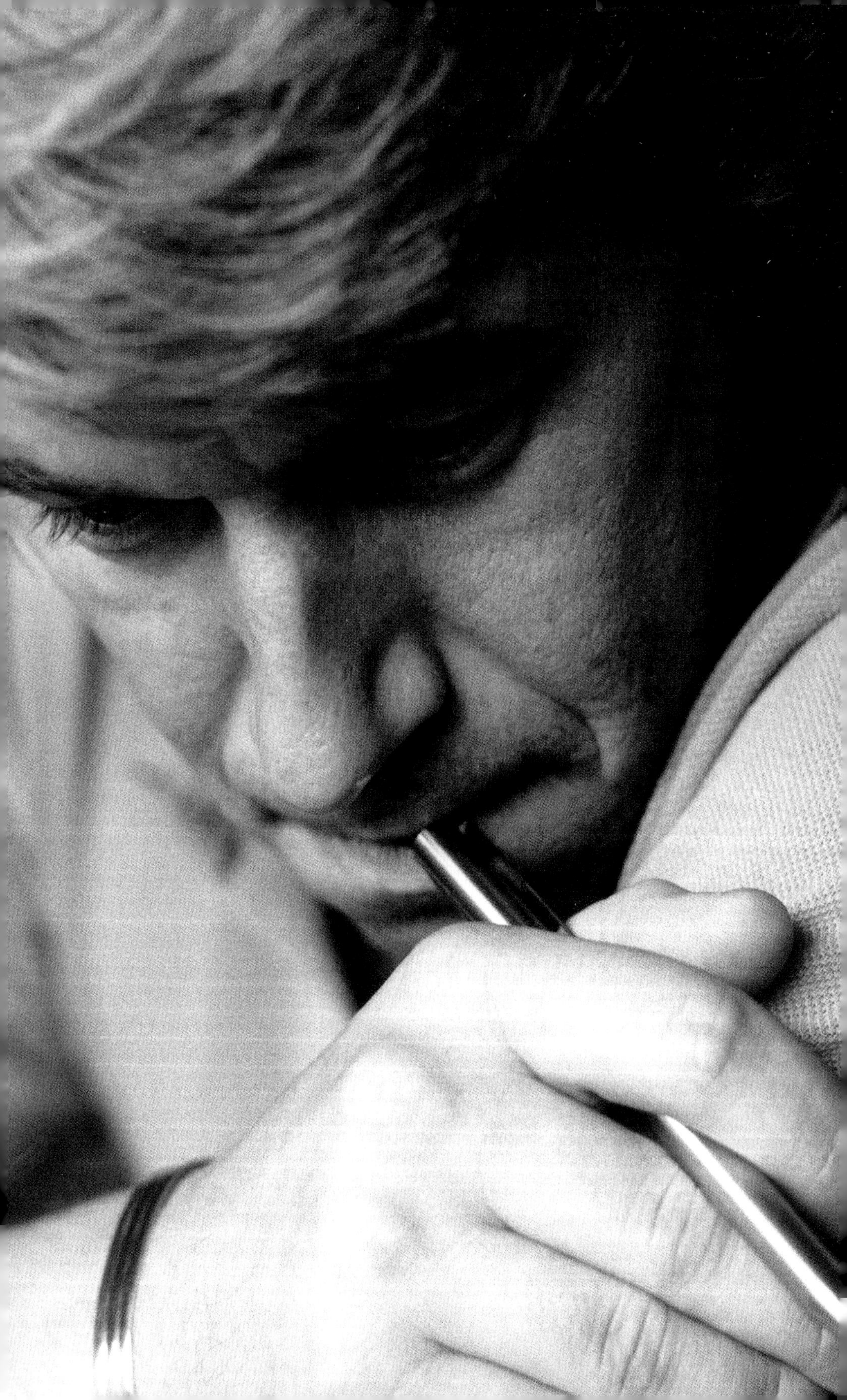

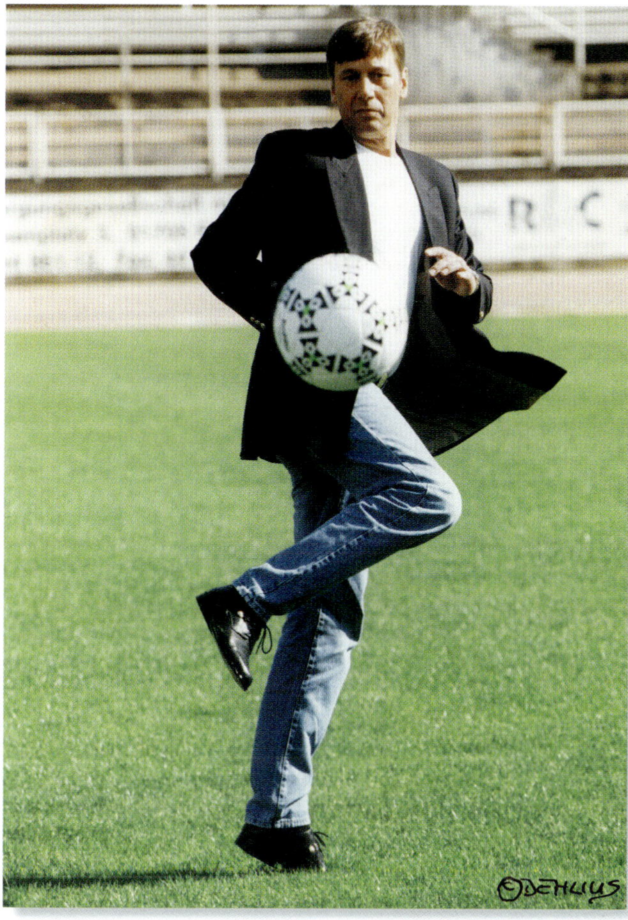

Gastspiel auf dem Rasen bei Dynamo Dresden (1996)

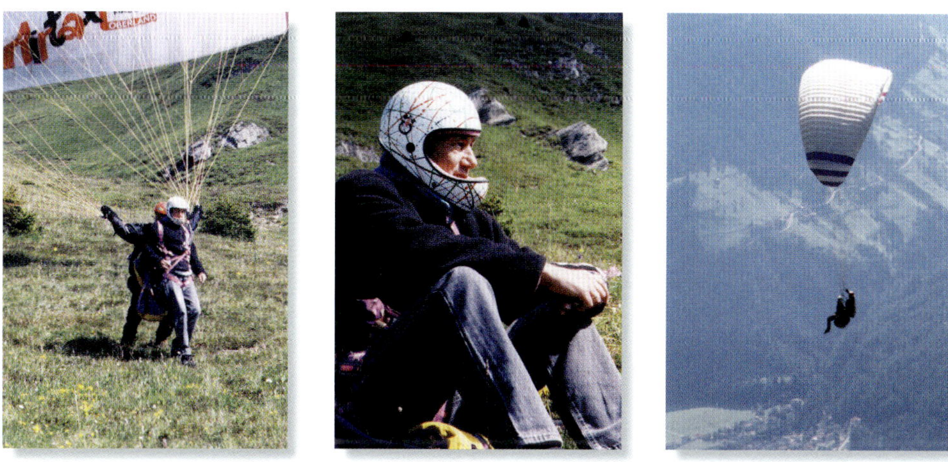

Paragliding-Tandemflug in Tirol (1998)

Bild links: Santa Maria (1980)

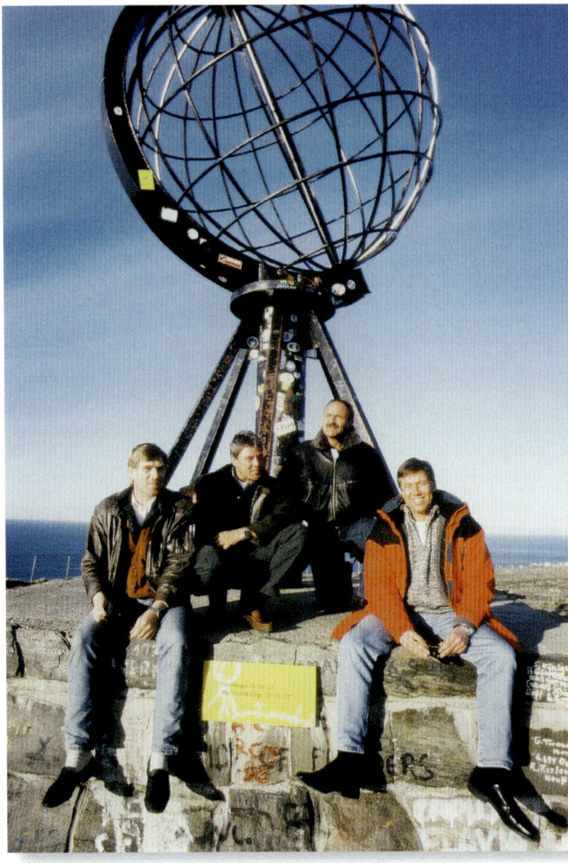

Männerpartie zum Nordkap (1997)

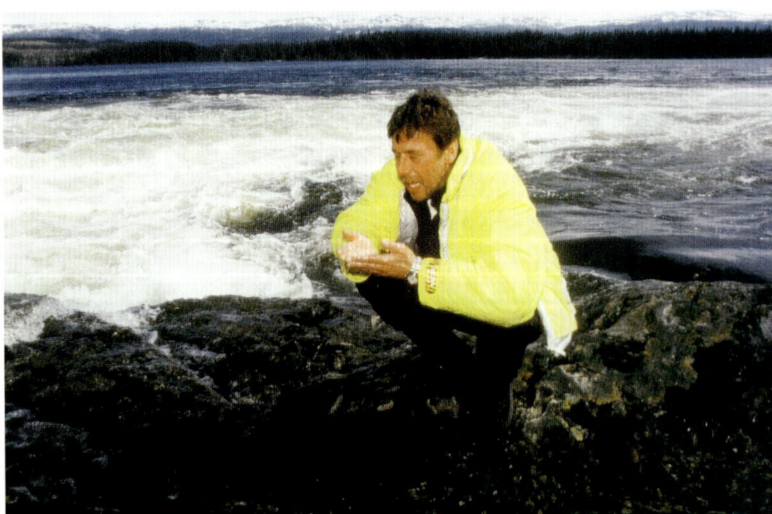

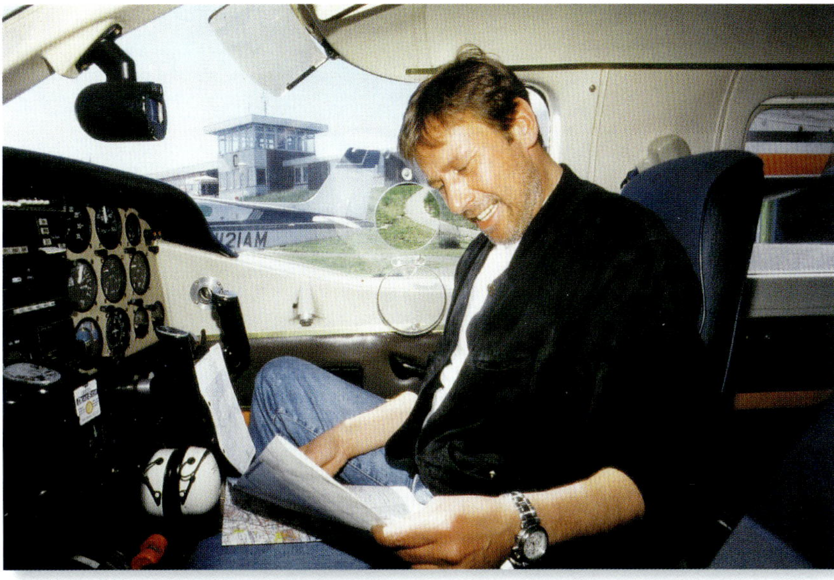

Alles Roger? Flugzeugcheck für Norwegen …

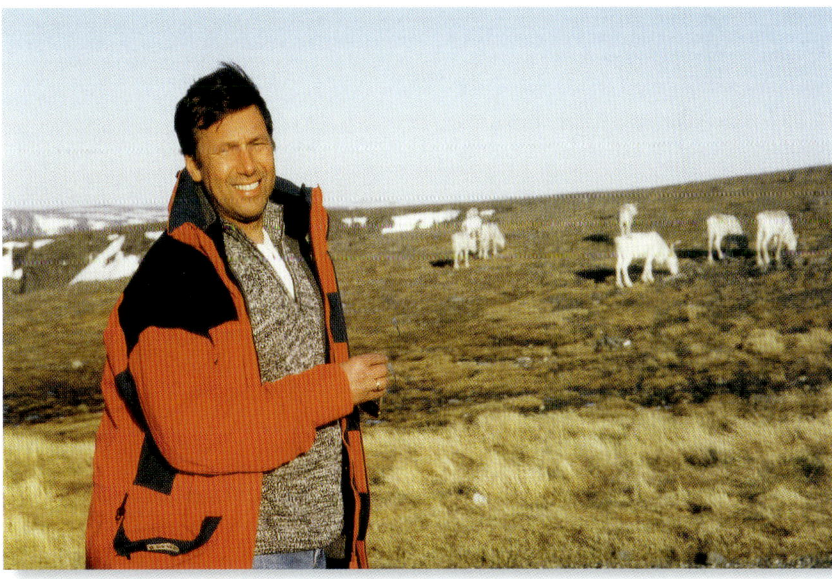

… mit Zwischenlandung bei den Rentieren

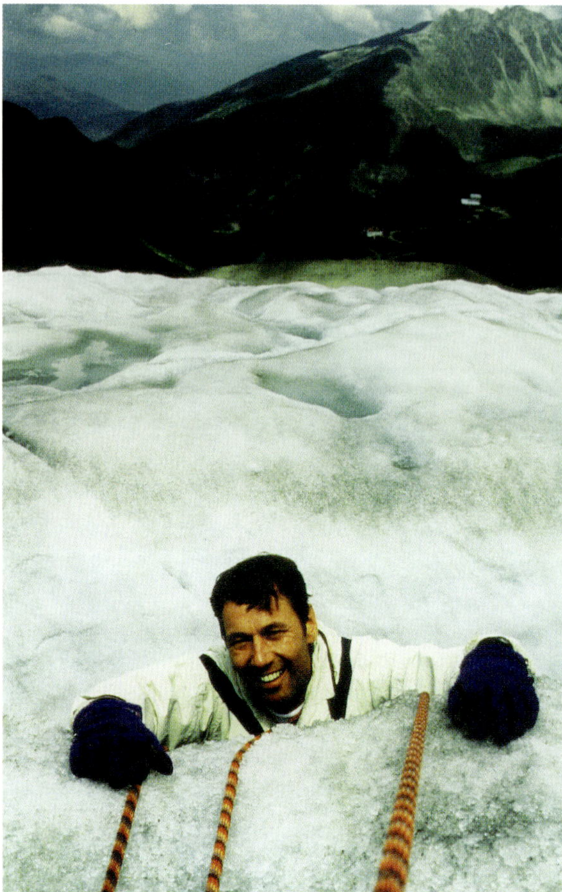

Gletscherspalte im ewigen Eis des Ortlers (1995)

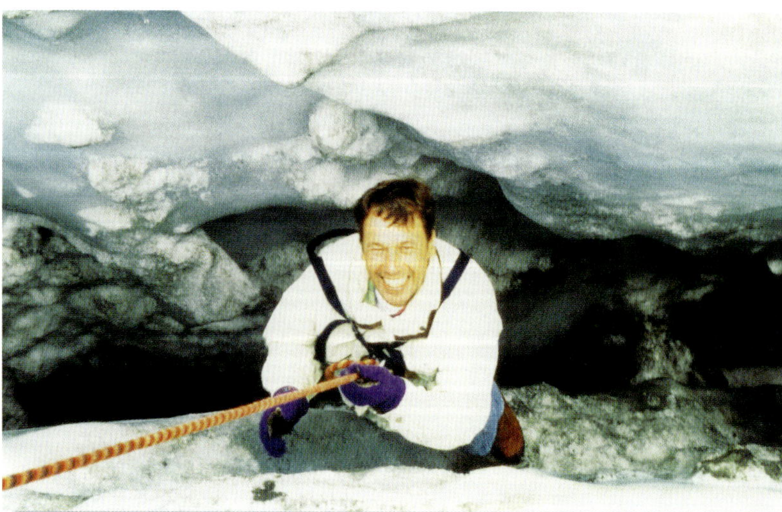

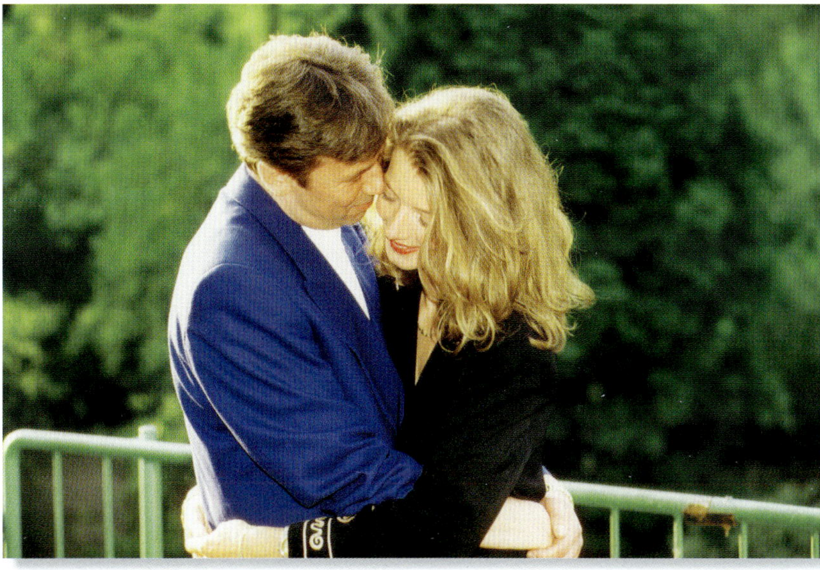

Silvia und ich in Bochum – erste Fotos im Frühjahr 1995

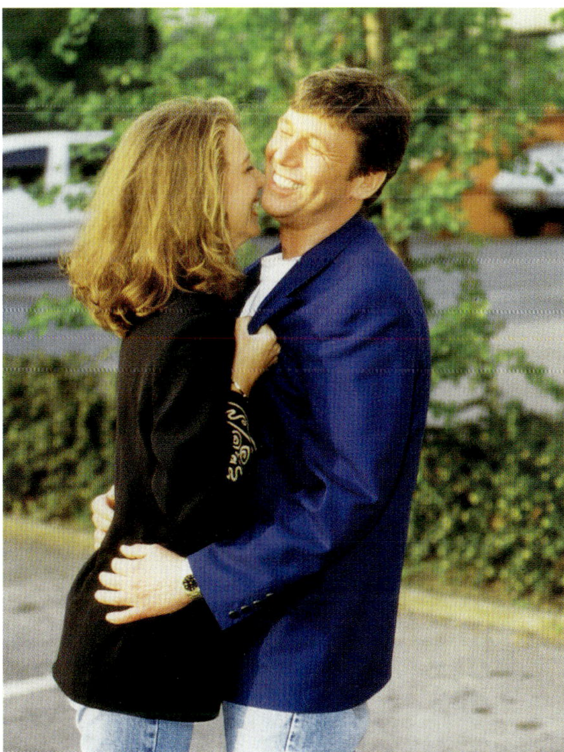

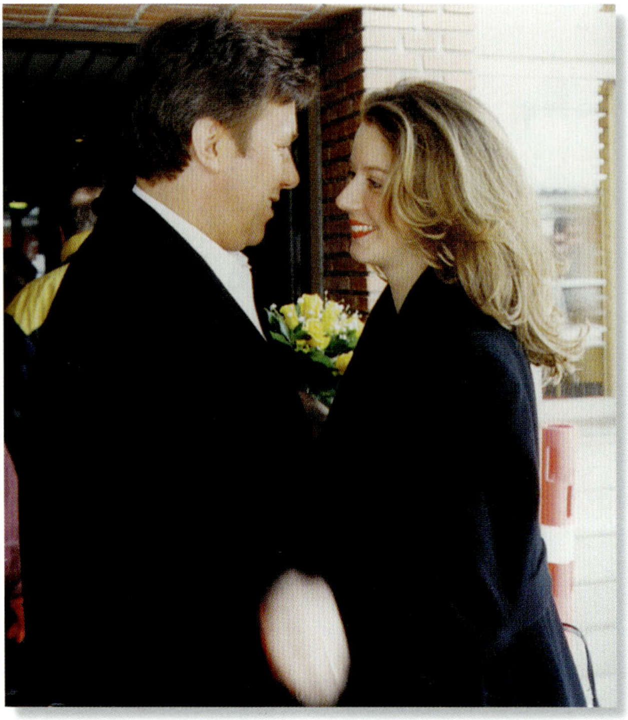

Unsere Hochzeit in Dänemark – Faborg, 23. Februar 1996

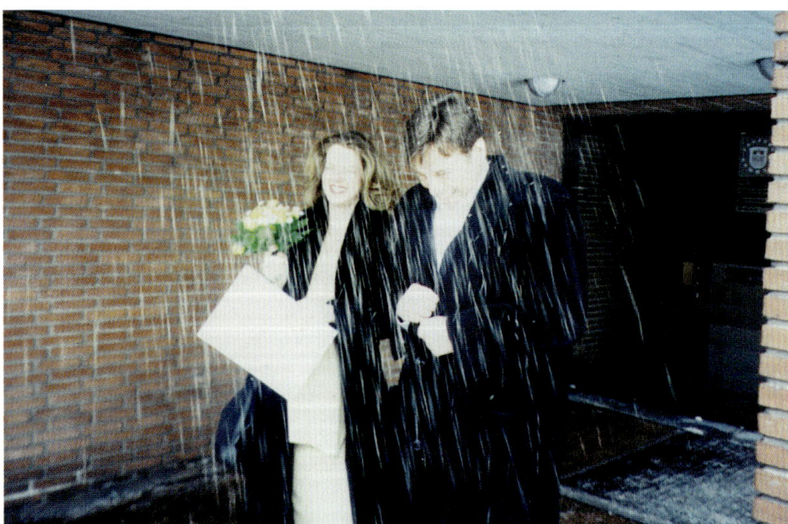

Bild rechts: Wir – im Kloster in Brühl (1996)

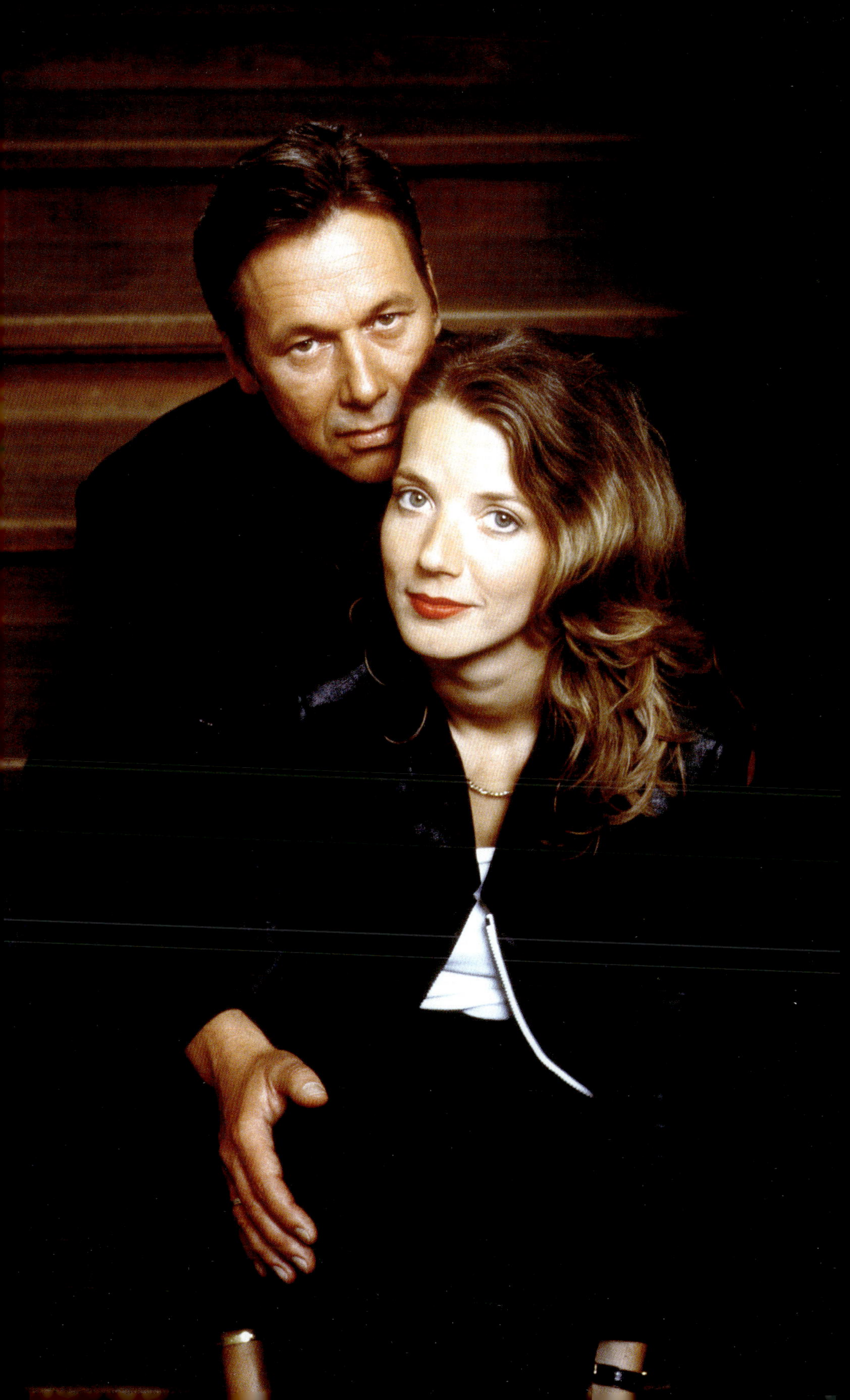

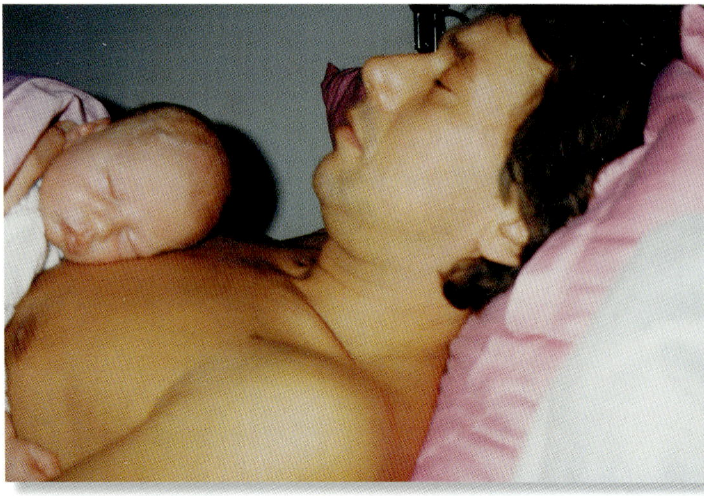

Hendrik
(1991)

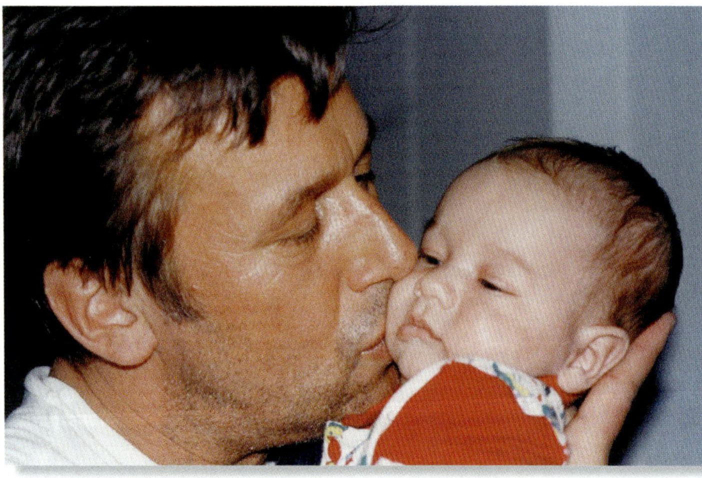

Jan
(1996)

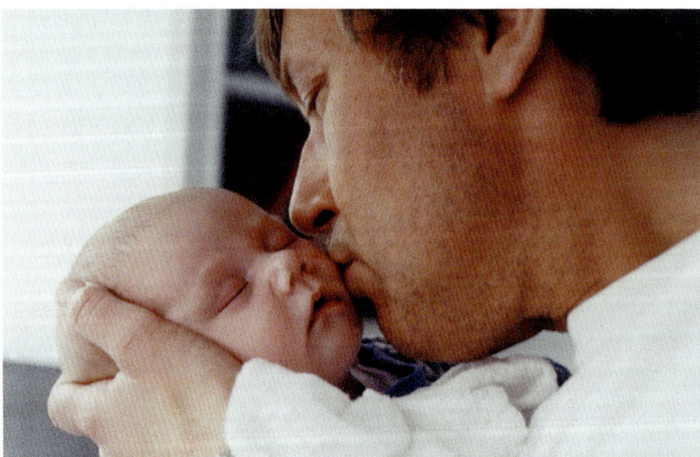

Annalena
(1999)

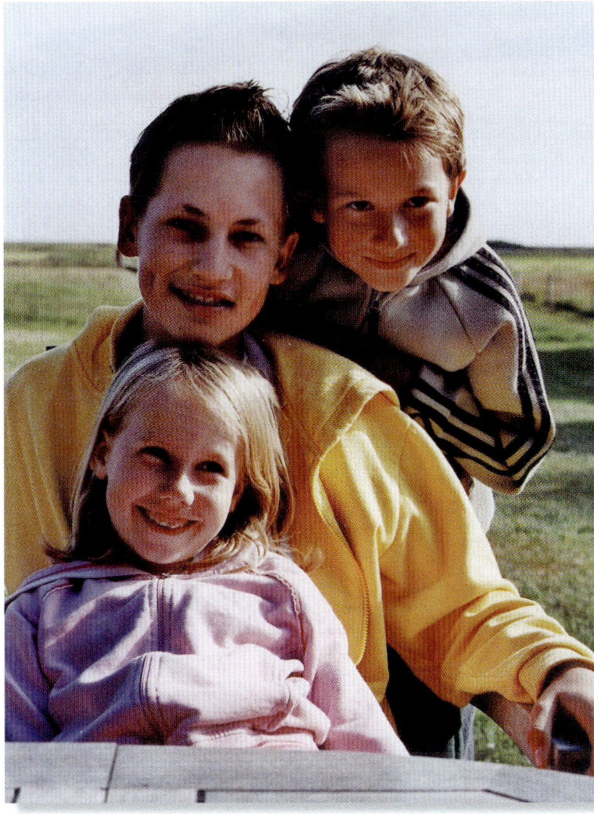

Hendrik, Jan
und Annalena
im Sommer auf
Sylt (2006)

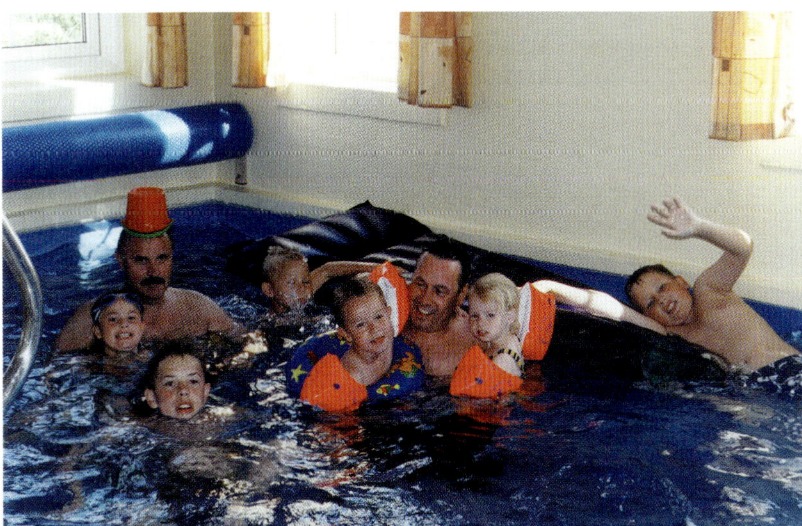

Badespaß mit Freunden in Dänemark (2001)

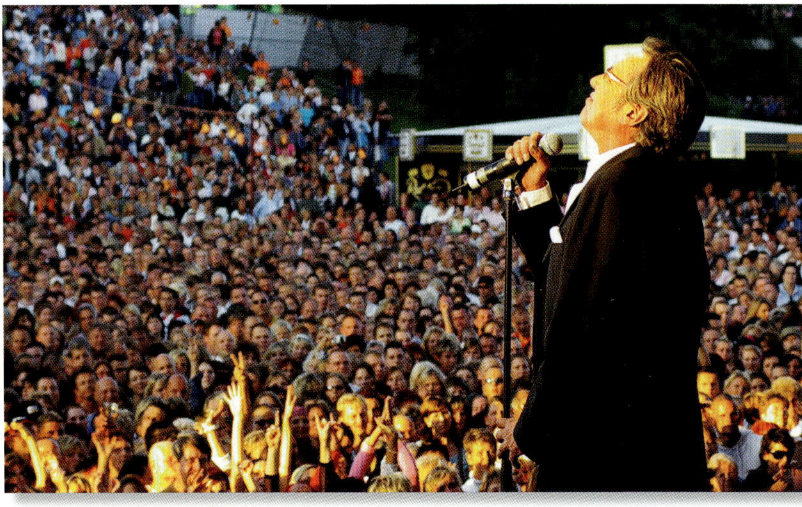

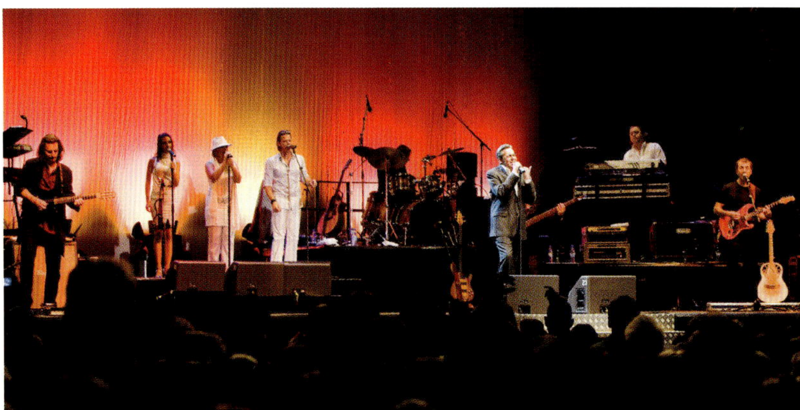

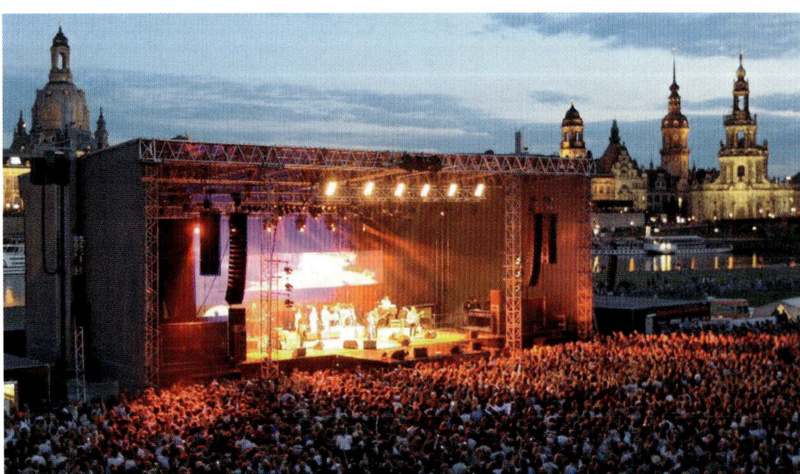

Kaiser-Mania am Elbufer in Dresden (2008)

MAGIE DES AUGENBLICKS

Vielleicht treffe ich in Zeiten der Krise mit meinen Liedern das Lebensgefühl der jungen Menschen. Man kann sich so ein Konzert als Therapie vorstellen, als eine Art Trost: Junge Menschen singen, lachen, tanzen, finden zueinander – und für die Dauer eines Konzerts spielt die Welt für sie gerade keine Rolle. Die Welt wird an der Abendkasse zurückgelassen und durch die Bühnenscheinwerfer ausgeblendet. Die Leute feiern nicht exzessiv und planlos. Sie wollen sich unterhalten lassen, suchen aber auch im Feiern nach dem Sinn. Alles Kalte, alles Anonyme wird verbannt. Hier werden Phantasien gelebt, Sehnsüchte beim Namen genannt. Hier entscheidet der Bauch, nicht der Verstand. Sorgen feiern nicht mit. Meine Kaiser-Mania-Konzerte sind vielleicht so etwas wie Keimzellen des Gefühls am Nerv der Zeit. Für alle Beteiligten, mich eingeschlossen.

Ich möchte, dass sich die Menschen in meinen Konzerten emotional berührt fühlen. Ich möchte magische Momente schaffen, die über den Augenblick hinaus in der Erinnerung fortleben. Meine Musik soll Männer und Frauen aller Generationen an dieses große gemeinschaftliche Gefühl erinnern, an diese eine Partynacht, wenn sie wieder da draußen im Alltag stehen. Sinnesrausch, Liebestaumel, Illusionen, Träume von ewiger Liebe, gelebte Emotionen sind Werte, die man gerade im wirtschaftlichen Umbruch mit ungewissen Zukunftsperspektiven gut gebrauchen kann.

Magische Momente sind auch für meine Frau und mich sehr wichtig. Wir erinnern uns gerne an sie. Wenn wir bestimmte Lieder hören, Fotos betrachten oder Orte besuchen, mit denen wir private Erinnerungen verbinden. Einen dieser magischen Momente haben wir gerade erst erfahren dürfen. Auch dieses Kapitel schrieb das Leben.

Ich war Anfang Februar 2009 auf Promotionreise für mein Album „Wir sind Sehnsucht“. Unter der Woche besuchte ich Radiostationen, am Wochenende spielte ich mit meiner Band Konzerte.

Vom hohen Norden bis nach Brandenburg führte mich die Fahrt nach einem Zwischenstopp in Münster weiter über Kassel, Bayern, Baden-Württemberg bis Mainz. Von dort aus sollte ich am nächsten Tag nach Chemnitz weiterfahren, um ein Konzert zu geben. Das bedeutete für mich, in der zweiten Reisehälfte lange eineinhalb Wochen ohne meine Familie zu sein. Aber eine andere Planung ergab schlicht keinen Sinn. Die Termine und die Route waren optimal gewählt. Dennoch blieb da dieses hartnäckige kleine „Aber“ …

Als ich abends von Stuttgart kommend im Hotel eingecheckt hatte und mich im Hotelzimmer in Mainz einrichtete, machte ich eine unangenehme Entdeckung: Mir fehlten Tabletten. Die gibt es nun einmal nicht in jeder Apotheke zu kaufen und schon gar nicht ohne Rezept. Und das lag gut 300 Kilometer entfernt in der Schublade in Münster.

Kurzentschlossen griff ich zum Telefonhörer, um Silvia anzurufen: „Schatz, ich komme heute Nacht noch nach Hause und fahre morgen früh wieder los“, wollte ich ihr zurufen. Doch davon wollte Silvia nichts wissen. Sie schlug vor, mich auf halber Strecke zum Abendessen auf einer Raststätte an der A 45 bei Siegen zu treffen, damit ich am Morgen auch wirklich pünktlich beim Radiosender sein würde und zu ein paar Stunden mehr Schlaf käme. Wir setzten uns also beide ins Auto. Ich empfand deutlich mehr Vorfreude, als mich über die unvorhergesehene nächtliche Spritztour zu ärgern. Auch meiner Frau schien das unerhoffte Wiedersehen eher gelegen zu kommen. Auch wenn sie sich für ein Paar vergessene Socken bei aller Liebe sicher nicht so spät noch hinters Lenkrad geklemmt hätte. Während ich von Mainz kommend zügig Strecke machte, schneite es an diesem Tag im Sauerland heftig. LKWs blieben liegen, Silvia kam nur noch mit 10 bis 20 km/h vorwärts, teilweise ging auch gar nichts mehr. Zudem war der Akku ihres Handys fast am Ende. Wir vereinbarten einen neuen Treffpunkt. Zwischen Lüdenscheid und Meinerzhagen konnte ich Silvia bei heftigem Schneetreiben unter einer Autobahnbrücke bei Olpe endlich in die Arme schließen. Wir fühlten uns wie zwei Frischverliebte, die sich heimlich trafen. Die Tabletten waren in diesem magischen Moment absolute Nebensache. Wir hatten uns Zeit gestohlen. Nach wenigen Minuten schon fuhren wir wieder in entgegengesetzte Richtung auseinander. Gegen Mitternacht kam Silvia in Münster an, ich in Mainz.

Zurück auf dem Zimmer schlüpfte ich in meinen Pyjama, den ich vor meiner Abfahrt auf dem Bett bereitgelegt hatte – und die Tabletten rutschten aus einer Stofffalte zu meinen Füßen auf den Teppichboden. Hatte mir die Sehnsucht nur einen Streich gespielt?

RESÜMEE

COPD ist nicht greifbar und kein für alle sichtbares Handicap wie ein Gipsbein, eine Krücke, ein Rollstuhl. Die auftretende Atemnot wirkt auf andere Menschen in ihrer Unwissenheit bedrohlich.

Mittlerweile habe ich gelernt, den Schwarzen Peter abzugeben. Wenn ich unterwegs bin und die Leute mich anstarren, gehe ich nicht mehr weg, sondern reagiere offensiv: Keine Angst, mir geht's besser, als ich vermutlich gerade aussehe! Beachten Sie mich einfach gar nicht. Durch den offensiven Umgang damit ist schon viel gewonnen.

Ich hoffe durch dieses Buch auf eine reelle und faire Chance, in Zukunft ein bisschen befreiter zu sein von den Spekulationen der sogenannten bunten Blätter.

Welcher Betroffene möchte schon ständig die öffentlich diskutierte Frage am Kiosk lesen müssen, wann und unter welchen Umständen er wohl endlich tot von der Stange fallen oder ein für alle Mal auf der Bühne zusammenbrechen wird? Mit spekulativen Vorschauen und vorweggenommenen Nachrufen möchten die lieben Kollegen der schreibenden Zunft bitte warten, bis ich tatsächlich von der Bühne des Lebens abtrete.

Aber wie sehr ich mich auch selbst diszipliniere und mich bemühe, nach allen Regeln der Atemkunst im Einklang mit meiner COPD zu leben, so habe ich doch wenig bis keinen Einfluss auf mein Umfeld. Solange ich aktiv am Alltagsleben teilnehme, werde ich immer wieder in Situationen kommen, die mich mit Atemnot überraschen. Nicht immer werde ich den Grund dafür kennen. Mal mag die Umgebungsluft mit Rauch geschwängert sein, ein anderes

Mal Tiefgaragen oder Aufzüge unzureichend belüftet sein. Aber ich werde mich dieser Herausforderung stellen und meine Atemnot als unausweichlich akzeptieren. Auf diese Weise vergeht sie auch umso schneller.

Es gibt zahlreiche vorhersehbare, aber auch unvorhersehbare Gründe, mit denen ich als Betroffener schlicht rechnen muss. Bitte bedenken Sie die unwägbaren Faktoren, wenn sie unverhofft einem Betroffenen gegenüberstehen, der – akut in Atemnot geraten – seinen Rhythmus wiederzufinden versucht. Geraten vor allem Sie selbst nicht in Panik! Helfen kann sich in solchen Momenten nur der Betroffene selbst. Ein erfahrener COPD-Kranker weiß aber, wie er mit solchen Situationen umzugehen hat. Er wird bewusst Ruhe bewahren, um seine Atmung schnellstmöglich in den Griff zu bekommen. Indem ich beispielsweise gelernte Atemtechniken anwende, kann ich mittlerweile unvorhersehbaren „Atempausen" entspannt begegnen. Und aus jeder Atemnot, die ich aus eigener Kraft erfolgreich „weggeatmet" habe, gehe ich gestärkt hervor und lerne daraus, künftig gewisse Umgebungsfaktoren im Vorfeld auszuschließen. Ich habe in solchen Situationen weder Panik noch Todesangst. Auch um meine Familie braucht man sich keine Sorgen zu machen. Wer sich wie wir intensiv mit der Krankheit beschäftigt hat, weiß: Je ruhiger man der Atemnot begegnet, desto schneller stabilisiert sich die Atmung des Betroffenen: Und Wissen ist in diesem Fall Macht. Macht zum Gleichmut. Atemnot ist charakteristisch für COPD, aber nicht bedrohlich.

Ich möchte in Zukunft mehr Zeit mit meiner Familie verbringen und mich ohne Gedanken an die nächste Titelzeile, die unser Leben möglicherweise zusätzlich belastet, auf meine Arbeit und die Projekte konzentrieren, die mir am Herzen liegen. Ich möchte nicht einer dieser Prominenten sein, die nur deshalb prominent sind, weil sie Titelblätter schmückten oder in irgendeiner Talkshow saßen – aber in Wirklichkeit noch nichts geleistet haben.

Ich habe mich dazu entschlossen, meine Geschichte aufzuschreiben, weil ich endlich mal etwas lesen wollte, was stimmt. Und weil nur ich die ganze Wahrheit kenne, habe ich das eben selbst gemacht … Ich möchte den Leuten erzählen, wie es einen so trifft und wie es mir gelang, mit der Diagnose fertig zu werden, ohne gleich daran zu verzweifeln. Es gibt sicher unzählige Menschen mit chronischen Krankheiten, die zunächst denken, das Leben gehe nicht weiter. Aber es gibt eine Chance, einen Weg. Diese Chance zu erkennen und den ganz individuellen Weg für sein persönliches Leben MIT der Krankheit zu finden, dazu möchte ich Betroffene mit diesem Buch ermutigen. Sie sollen wissen, dass es wie in meinem Fall auch mit einer Krankheit weitergehen kann und dass man sich niemals aufgeben darf!

Das Leben hat mir mit meiner chronischen Krankheit ein Angebot gemacht, das ich nicht ablehnen konnte. Dass ich mich von der Krankheit unterkriegen lasse, stand dennoch nie zur Diskussion. Ich habe von Anfang an gesagt: Die Krankheit wird es nicht leicht haben mit mir. Die muss mit mir klarkommen, nicht ich mit ihr. So ist das Kräfteverhältnis meiner Beurteilung nach verteilt.

Fairerweise muss ich meine Erkrankung auch in Relation zum Glück setzen, das ich empfangen habe. Die Leute, die sich beschweren und sagen: „Ja, mein Gott, wie konntest du zulassen, dass ich gerade diese Krankheit bekomme?“, sollten sich im gleichen Atemzug dafür bedanken, dass es derselbe Gott war, der all die guten Dinge in ihrem Leben passieren ließ. Ich habe zum Beispiel nicht nur COPD, sondern vor allem eine phantastische Frau, super Kinder, ganz tolle Kinder. Mein Erfolg als Sänger ermöglicht meiner Familie und mir ein zufriedenes und sorgenfreies Leben. Mich ernsthaft zu beschweren würde bedeuten, in hohem Maße undankbar zu sein.

Was für mich richtig ist, wird sicher nicht 1:1 auf andere übertragbar sein. Aber vielleicht ist es mir zumindest gelungen, anderen Betroffenen Denkanstöße zu geben. Jeder muss selbst ausprobieren, was für ihn und sein Leben passt und was nicht. Jeder Betroffene muss seine eigenen, individuellen Maßstäbe setzen.

Heute sitzen meine Frau und ich hier zusammen, wir spielen mit den Kindern und wir erinnern uns mit einem Schmunzeln daran, wie alles anfing. Wie hilflos, panisch und verzweifelt wir waren. Aus Unwissenheit, aus Mangel an Vertrauen in uns selbst, in den Partner, in das Schicksal und vor allem in die Liebe. Die Liebe zum Leben in all seinen Facetten. Damals war uns wirklich alles andere als zum Lachen zumute. Damals, als der zunächst eher routinemäßig als Ausweg gewählte Weg vom Arzt direkt auf die Intensivstation führte anstatt in die Apotheke, um mich mit der verschriebenen Medizin in der Jackentasche auf dem Sofa auszukurieren.

Ich möchte mir lieber nicht vorstellen, was passiert wäre, wenn meine Frau an diesem Donnerstag vor annähernd neun Jahren darauf bestanden hätte, mir doch zuerst noch den Pyjama zu holen. Der tatsächliche Nutzen von Pyjamas wird tendenziell wohl deutlich überbewertet.

In Hamburg lebten zwei Ameisen,
die wollten nach Australien reisen.
Bei Altona auf der Chaussee
Da taten ihnen die Beine weh.
Und da verzichteten sie weise
Dann auf den letzten Teil der Reise.

Joachim Ringelnatz

ALLES IST MÖGLICH

Roland Kaiser

* 10. Mai 1952 in Berlin

&

* 26. Februar 2010 in Hannover

TRANSPLANTATION – EINE ENTSCHEIDUNG FÜR FORTGESCHRITTENE

Meine Lieder haben in den vergangenen 37 Jahren meiner Musikkarriere schon viele Träume wahr werden lassen. Dennoch habe ich in meiner bewegten Lebenslehrzeit – wenn auch nicht aus freien Stücken – gelernt: Das Leben ist kein Wunschkonzert, aber die Stimmung prägen kann man immer selbst. Die vergangenen Monate habe ich bewusst nur nach vorne geschaut, mich ausschließlich auf die vor mir liegende Zeit konzentriert, das Glück vor Augen kraft meines Willens regelrecht beschworen. Lagen die ersten Tage nach der Transplantation zunächst im Nebel, kehrten die Bilder und die Erinnerung an den Start in mein zweites Leben nach und nach zurück. Ein gutes Jahr nach der Transplantation habe ich die Muße und auch den Mut gefunden, den Blick zurück zu richten und mich mit den Weggefährten zu erinnern, die mich auf der Reise in mein zweites Leben begleitet haben und weiterhin begleiten.

Ich möchte meine neu gewonnene Lebensfreude teilen, indem ich der ATEMPAUSE ein weiteres Kapitel hinzufüge; in Dankbarkeit für das Wunder, das ich erlebt habe, für das unfassbare Geschenk, das Leben. Ich möchte Hoffnung wecken, indem ich meine Geschichte weitererzähle. Ich fühle mich so gut wie lange nicht mehr. Meine Krankheit COPD, die mich über zehn Jahre begleitete, habe ich mit der Transplantation im Februar 2010 überstanden. Ich bin geheilt. Alles ist möglich, davon bin ich heute mehr denn je überzeugt. Wenn ich morgens beim Rasieren in den Spiegel sehe, lacht mir ein gesunder Mann entgegen. Ich bin wieder zurück!

Dabei schien mein vorzeitiger Abgang während meines Konzertes am 23. Januar 2010 in der Westfalenhalle in Dortmund ein Abschied für immer zu sein. Es war ungefähr 20.45 Uhr, die erste Hälfte des Programms war so gut wie zu Ende. Die Pause stand unmittelbar bevor, doch so lange sollte meine Kraft nicht mehr reichen. Ich bekam nicht genügend Luft. Meine Atemnot war greifbar. Das Singen strengte mich zudem extrem an. Die letzten Konzerte waren mir schon besorgniserregend schwergefallen, und ich hatte sie ehrlich gesagt nur mit viel Mühe und Glück zu Ende bringen können. Dieses sollte mein letztes sein.

Ich hatte mir nach den vorangegangenen Auftritten immer wieder Gedanken über meine Verantwortung fürs Publikum, für die Musiker gemacht. Doch an diesem Abend war das kein bloßes Gedankenspiel mehr, sondern wurde zur Realität. Ich stand auf der Bühne, und mir wurde schlagartig bewusst, dass meine Kraft nicht einmal mehr reichen würde, um den noch laufenden Titel fertig zu singen. Ich würde abbrechen, ich würde vor dem gut gefüllten Saal zugeben müssen, gescheitert zu sein – gescheitert, weil mir die Kraft zum Singen fehlte.

In derselben Sekunde schoss mir durch den Kopf, mir auch überlegen zu müssen, wie es überhaupt weitergehen sollte, wenn ich jetzt von der Bühne abginge. Ich wischte alle Bedenken fort und handelte, es gab keine Alternative.

Ich erklärte von jetzt auf gleich und ohne vorherige Rücksprache mit meiner Band, die infolgedessen während meiner ersten Worte zunächst noch weiterspielte, dass ich jetzt die Bühne verlassen würde, weil ich keine Kraft mehr hätte. Ich glaube gesehen zu haben, wie wenig überrascht das Publikum war. Im Gegenteil: Die ersten Reihen im Zuschauerraum, jedenfalls die Gesichter, die ich gerade noch im Bühnenlicht erkennen konnte, wirkten gefasster, als ich es war. Diese Konzertbesucher schienen die Situation längst begriffen, den Gedanken schon vor mir in Erwägung gezogen und meine Ansage erwartet, ja sogar begrüßt zu haben. Was für ein Bild ich wohl abgegeben habe? Mit der letzten Luft konzentrierte ich mich darauf, erhobenen Hauptes die Bühne zu verlassen.

Als ich hinter den Kulissen saß und mühsam versuchte, wieder zu Atem zu kommen, herrschte erst einmal großes Schweigen im Team. Ein hohes Maß an Anerkennung für meinen Entschluss, aber auch

Ratlosigkeit. Alle waren emotional berührt. Später, auf der Fahrt nach Hause, erschien mir das Ganze wie eine große Niederlage. Ich hatte meine Musiker im Stich gelassen, Menschen, die mich und meine Arbeit einplanten. Menschen, die zu Freunden geworden waren, die Kinder haben und nun zusehen mussten, ohne mich klarzukommen. Meine weitreichende Entscheidung, die ich durch meinen Abgang von der Bühne für sie mit getroffen hatte, sollte nicht nur meine Familie und mich, sondern auch andere Familien nachhaltig erschüttern. Noch auf der Rückfahrt nach Münster war mir klar, dass ich keine weitere Hinhaltetaktik würde verfolgen können, wenn ich zu Hause angekommen wäre. Es gab keine Ausflüchte mehr. Meine Krankheit hatte meine Reserven aufgezehrt, mich eingeholt und matt gesetzt. Ich besprach die neue Situation noch in der Nacht mit meiner Frau und am folgenden Tag mit meinen Geschäftspartnern. Wir setzten uns zusammen, diskutierten, redeten und beschönigten diesmal nichts mehr. Ich konnte die Augen nicht mehr vor der Wirklichkeit verschließen. Wenn man so viele Songs über pikante Zweierbeziehungen in vielerlei musikalischen Variationen singt wie ich, beflügelt ein krank wirkender Interpret nicht unbedingt die Fantasie. Man braucht in meinem Beruf auch eine Außenwirkung, die Lebensfreude vermittelt. Ich sah mich mit fortschreitender Erkrankung nicht mehr in der Lage, die Qualität auf der Bühne zu bieten, die ich gerne abgeliefert hätte. Ich weiß nicht, ob ich selbst so tolerant gewesen wäre, wie mein Publikum es bis dato glücklicherweise war. Schließlich wurde die Entscheidung einvernehmlich getroffen und eine Presseerklarung formuliert, mit der ich offiziell aus gesundheitlichen Gründen meinen Bühnenrücktritt erklärte. Ein schwerer Entschluss, aber alternativlos.

Wie Ihr alle wisst, hatte ich zu diesem Zeitpunkt bereits seit annähernd zehn Jahren mit der chronischen Lungenkrankheit COPD gelebt und gearbeitet. Nachdem ich jahrelang trotz meines Handicaps mit viel Freude Live-Konzerte gespielt hatte, war nun die Entscheidung gefallen: „Ich ziehe mich aus dem Konzertbereich zurück und nehme Abschied von der Live-Konzertbühne. Mit Blick auf bisherige Berichterstattungen, die wenig verantwortungsvoll mit dem Handicap einer chronischen Erkrankung umgegangen sind, halte ich fest: Es besteht kein Anlass zur Sorge. Ich werde mich nur von der Konzertbühne verabschieden, der Musik und Euch jedoch im Rahmen meiner Möglichkeiten verbunden und treu bleiben! Die Erinnerung an und die Sehnsucht nach neuen Konzerterlebnissen motivieren mich als Sänger und Texter auch künftig. Daher werde ich weiterhin CDs aufnehmen und damit verbundene Termine wahrnehmen." So lautete die Presseerklärung, die wenige Tage nach meinem Abgang verschickt wurde. Doch für mich als hoffnungslosen Optimisten stand auch an diesem einschneidenden Wendepunkt meines beruflichen Lebens nie außer Frage, dass der Bühnenabschied nur vorübergehend sein würde. Für mich war dieser Konzertabbruch der Beginn einer zeitlich nicht definierten Pause. Ich hatte den festen Glauben und Willen zurückzukehren. Doch mein Krankheitsverlauf schalt mich einen Narren.

Als ich Anfang 2009 das Kapitel *Ultima Ratio* für die Erstauflage von ATEMPAUSE schrieb, ahnte ich noch nicht, wie schnell das Thema Transplantation tatsächlich auf mich zukommen und mich zu einer Entscheidung zwingen sollte. Nachdem mein Zustand zunehmend instabiler geworden war, hatte mir mein behandelnder Arzt, Prof. Steppling, schon lange vor meinem Bühnenabschied geraten, mich mit der medizinischen Hochschule in Hannover (MHH) in Verbindung zu setzen, um mich für eine Transplantation listen zu lassen. Mein Gesundheitszustand wurde in den Tagen nach dem Bühnenabschied rapide so bedrohlich, dass ich keine Alternative mehr sah, als schnellstmöglich in der MHH wegen einer erneuten Einschätzung meiner gesundheitlichen Situation vorstellig zu werden – um nach Möglichkeit eine umgehende Korrektur der Listung mit einer höheren Dringlichkeitsstufe zu erreichen.

Bereits Anfang Februar hatte ich am späten Vormittag einen Arzttermin, zu dem mich Silvia begleitete. Allein den Weg in die MHH nach Hannover hätte ich ohne sie gar nicht mehr bewältigt. Mein Gesundheitszustand war bedenklich. Ich kannte es zwar schon aus den Jahren zuvor, mal eine schlechte Phase zu haben. Aber diesmal wollte die Phase nicht enden. Meine Lunge war total überbläht. Ich bekam kaum noch Luft, war sehr wackelig auf den Beinen.

Doch die absolute Wahrheit war härter und ernüchternder, als ich befürchtet hatte. Der mich behandelnde Professor eröffnete das Gespräch ohne Umschweife mit den Worten: „Organtransplantation ist kein Spiel, sondern bitterer Ernst." Das Ergebnis der Blutgasanalyse und des ambulanten Gesundheitschecks waren ein Schock. „Wenn wir dieses Jahr kein Organ für Sie bekommen, liegt ihre Lebenserwartung unter 10 Prozent!" Zudem bestand die akute Gefahr, dass ich ins CO2-Koma falle. Das ohnehin empfindlich gestörte Verhältnis von CO2 (Kohlendioxid) und O2 (Sauerstoff) im Körper hätte jederzeit kippen können. Ich war unfassbar müde und wollte eigentlich nur schlafen. Doch mein Wille sagte mir, ich dürfte trotz der würgenden Umklammerung der COPD meine Entscheidungsfähigkeit nicht verlieren!

Welche Faktoren beeinflussen die Entscheidung, welche Variablen gilt es zu beachten?

Ich hatte mich schon vielfach von Spezialisten beraten lassen. Kein Mensch kann sich in einem Gebiet, in dem er Laie ist, verantwortlich und auf sich allein gestellt orientieren und eine lebenswichtige Richtungskorrektur vornehmen.

Die Würde des Menschen besteht in der Wahl, sagte auch schon Max Frisch. Nichts brauchte ich während meiner fortgeschrittenen Lungenerkrankung neben der Liebe meiner Frau mehr als die Gewissheit, jederzeit aus freiem Willen etwas an meiner Situation ändern zu können, wenn ich nur wollte. Natürlich spielt auch der Zufall mit, aber gerade der trifft nicht selten die besten Entscheidungen. Selbstverständlich ist die Gewohnheit, alles wie bisher weiterlaufen zu lassen, auch eine Option. Dabei geht es oft gar nicht darum, die beste Entscheidung zu treffen, sondern überhaupt eine. Damit das Leben weiterläuft. Sicher, es gibt viele Bücher, Foren und Selbsthilfegruppen, und viele davon sind bestimmt auch nützlich und eine wertvolle erste Anlaufstelle für Betroffene. Sie informieren und begrenzen Variablen, eröffnen neue Sichtweisen und Möglichkeiten in einer scheinbar verfahrenen Lage.

Nach fundierten Beratungen mit Fachleuten und einem ausgiebigen Abwägen nahm mir das Schicksal, der Verlauf meiner Krankheit das Ringen um das Für und Wider ab. Am Ende war es eine Bauchentscheidung, ein Instinkt, der pure Wunsch zu leben! Der Gedanke, einfach mit dem Atmen aufzuhören, war für mich keine Option. Ich wollte noch viele Tage in vollen Zügen genießen. Ich war wirklich schwach, aber ich wollte es wissen!

Ich wurde umgehend auf Station 38 eingewiesen. Diese Information gaben wir nur an die Familie und enge Freunde weiter. Für die Presse waren wir weiterhin nicht erreichbar. Es wurde über mehrere Tage ein lückenloses Patientenprofil erstellt. Ich wurde im Rahmen der ärztlichen Untersuchungen für die Listeneinstufung auf Herz und Nieren geprüft, auch um gravierende Vorschädigungen auszuschließen. Es darf kein Risiko bestehen, der Patient muss die Belastung der Transplantation rein körperlich verkraften können und es muss eine reale Erfolgsaussicht darauf bestehen, dass der Körper dauerhaft mit dem neuen Organ leben kann. Trotz großer Fortschritte in der Transplantationsmedizin gefährden insbesondere Infektionen, Abstoßungsreaktionen und Atemwegskomplikationen das Leben der Betroffenen. Weltweit werden jährlich etwa 2 000, in Deutschland etwa 250 Lungentransplantationen durchgeführt. Das kalendarische Alter eines Patienten allein ist kein Ausschlusskriterium. Ist ein Patient allerdings älter als 60 Jahre, wird er in den meisten Transplantationszentren von der Behandlung ausgeschlossen. Für mich wäre der Zug um ein Haar schon abgefahren gewesen.

Das Maß der Dringlichkeit ist der Schaden, der durch die Transplantation verhindert werden soll, heißt es hierzu nüchtern in den Richtlinien zur Organtransplantation.

Nur wenige Tage später war die erhoffte Entscheidung tatsächlich zu meinen Gunsten gefallen: Ich wurde HU – high urgency – gelistet und blieb weiterhin stationär in der MHH. Die Ärzte sagten, dass sie kaum jemanden kennen würden, der mit so schlechten Werten noch so gut dabei sei. Das machte Mut. Die erste Hürde war genommen. Mehr oder weniger stündlich, täglich, monatlich könnte ich nun die Nachricht erhalten, dass ein geeignetes Spenderorgan gefunden wäre. Ich war fest entschlossen, bis zu diesem entscheidenden Anruf durchzuhalten und dem Herrgott eine Chance zu geben, mein Leben zu retten.

Mit mir warteten zahlreiche andere Patienten: junge, alte und sogar Kinder. Jeder hatte seine eigene Krankengeschichte, aber unser aller Leben hing von einer möglichst zeitnahen Organtransplantation ab. Der Gedanke, dass jeder Patient der HU-Liste dieselbe Chance auf eine lebensrettende Transplantation hat, tröstete uns alle und gab uns Hoffnung. Dieser Gedanke war auch für mich ein ganz wichtiger Faktor. Vermutlich sind manche Leute der Ansicht, der Kaiser hätte doch einen Promi-Bonus gehabt, um an den langen Wartelisten vorbeizukommen. Natürlich nicht! Ich hatte mich schon vor längerer Zeit in Absprache mit meinen Ärzten dazu entschlossen, mich auf die Warteliste für eine Organtransplantation setzen zu lassen. Je schlechter es einem geht, umso höher wird man eingestuft. Da spielen einige Parameter mit, auf die man als Patient keinen Einfluss hat. Da zählen alleine Fakten. Am Ende war ich ein HU-Patient (high urgency/höchste Dringlichkeit). Und deshalb ging es dann zum Glück so schnell. Die Mitarbeiter der Eurotransplant-Zentrale in Leiden (Niederlande) entscheiden über die Vergabe. Sie kennen nur die Diagnose, nicht den Namen des Empfängers. Da könnte niemand etwas manipulieren, nicht einmal der Bundespräsident, wenn er ein Organ brauchte.

Meinen Spender kenne ich nicht. Der bleibt in Deutschland anonym. Nicht einmal mein behandelnder Arzt weiß Details. Das finde ich auch gut so.

Ich selbst habe seit vielen Jahren einen Organspendeausweis. Ich empfinde es als meine moralische Pflicht, der Gesellschaft diesen letzten Dienst zu erweisen. Ich verstehe auch die Ängste und unbegründeten Befürchtungen mancher Leute nicht, die meist nur auf mangelnder Information beruhen. Zumal die Chance, ein Organ zu benötigen, dreimal höher ist als als Spender in Betracht zu kommen. Um hier die dringend notwendige Aufklärungsarbeit zu leisten und besser zu informieren, bin ich seit Dezember 2010 als Botschafter der Deutschen Stiftung für Organtransplantation aktiv.

Die Nachricht, dass eine geeignete Spenderlunge zur Verfügung stehe, erreichte mich mitten in der Nacht vom 25. auf den 26. Februar 2010. Eine Stationsschwester weckte mich, um mich auf die bevorstehende OP am nächsten Morgen vorzubereiten. Die Nachricht erleichterte mich unglaublich, die ganze Anspannung der unbestimmten Wartezeit im Wettrennen mit dem Tod fiel mit einem Mal von mir ab. Ich drehte mich um und schlief weiter, ich empfand einfach nur noch Vorfreude. Angst hatte ich nicht. Dafür bin ich auch nicht der Typ. Es standen zu diesem Zeitpunkt noch einige Untersuchungen des Spenderorgans aus. War die neue Lunge auch wirklich hundertprozentig gesund? Nur dann könnte sie auch transplantiert werden.

Würde den Chirurgen die mechanische Verbindung von Herz und Spenderlunge in der mehrstündigen Operation gelingen?

Stimmte die Chemie zwischen den Organen? Würden mein Herz und die neue Lunge nachhaltig die notwendige chemische Verbindung eingehen, die eine Abstoßung verhindert?

Dort trauerte eine Familie und willigte dennoch in die Organspende ein, damit ein anderer, damit ich eine Chance auf Leben hätte.

Am 26. Februar nahm ich die zweite Hürde, die Transplantation. Im Morgengrauen, um 6 Uhr, begann die mehrstündige OP. Doch das alles lag nicht mehr in meiner Hand. Ich konnte nur noch vertrauen und abwarten. Bei mir ist das Glas stets halb voll und nie halb leer. Deshalb kalkulierte ich den Tod nicht ein. Ich wusste tief in meinem Inneren, dass alles gut gehen würde. Trotzdem ist mir natürlich bewusst, dass jeder irgendwann gehen muss. Doch ich spürte, meine Zeit war noch nicht gekommen. Ich freute mich vielmehr, dass es losging, dass das Warten ein Ende hatte; ich freute mich unbändig darauf, endlich wieder Luft zu bekommen. Man muss seinem Schöpfer manchmal einfach das Vertrauen schenken, dass er einem helfen wird.

Wir hatten versucht, die Transplantation nicht öffentlich zu machen. Dennoch bekamen die Medien wenige Tage nach dem erfolgreichen Eingriff Wind davon. Ich lag zwar schon nicht mehr auf der Intensivstation, doch die kritische Phase war noch nicht überstanden. Wir verweigerten jede Auskunft. Nachdem die Presse von uns keine Stellungnahme bekommen hatte, bezog sie wohl anderweitig rudimentäre Informationen. Allerdings gaben die so veröffentlichten Artikel der Boulevardpresse nur bedingt die Wahrheit wieder. Mein

Gesundheitszustand wurde wiederholt dramatisch überzeichnet. Es muss irgendeine undichte Stelle gegeben haben. Es gibt viele Menschen im Krankenhaus und in der Reha, wechselnde Schwestern, Pfleger, Besucher … Dabei wollten wir einfach nur in Ruhe gelassen werden. Ich wurde klinikintern mehrfach verlegt, um dem zunehmenden Druck der Presse auszuweichen. Wenn es nicht so absurd gewesen wäre, hätte man sich über das Versteckspiel schon fast wieder amüsieren können. Wir waren noch nicht bereit, uns den Medien zu stellen. Vor allem ich war noch viel zu sehr mit mir selbst beschäftigt.

Am einprägsamsten war für mich mein erster Atemzug, den ich ohne Unterstützung irgendwelcher Apparate und Sauerstoffgeräte tat. Das war so ein unbeschreibliches Gefühl! Ich könnte mir vorstellen, dass Säuglinge sich so fühlen, wenn sie nach der Geburt zum ersten Mal atmen. Sie können es nur ebenso wenig in Worte fassen wie ich. Ich kannte das ja gar nicht mehr. Ich konnte bis dahin über Jahre hinweg nur bis in den oberen Brustkorb atmen. Danach war Schluss … Und was war das für ein Erlebnis, als ich meine Hände zum ersten Mal betrachtete: Sie waren nicht mehr blau-rot verfärbt, sondern sahen ganz normal aus – wie die Hände meiner Frau oder die Hände eines jeden gesunden Menschen mit weißen, klaren Fingernagelbetten. Aber noch größer war es für mich, als mir meine Frau zum ersten Mal einen Spiegel hinhielt. Der Anblick haute mich um, weil ich in dem Spiegel einen völlig veränderten Menschen erblickte, eben nicht mit geröteten Augen, sondern mit ganz klaren, weißen Augen und einer hellen Gesichtsfarbe, die völlig gesund wirkte. Sechs oder sieben Jahre lang hatte mir ständig ein Gesicht im Spiegel entgegengesehen, das eine Mischung aus blau und rot und nie entspannt war, sondern einfach niederschmetternd krank aussah. Das war für mich eine einschneidende Situation. Wäre ich nicht bereits von der Existenz Gottes überzeugt gewesen, hätte ich danach nicht nur auf die Kunst der Ärzte, sondern auch auf seine wundersame Macht geschworen.

Meine Frau besuchte mich während der Intensiv-Zeit täglich – der blanke Wahnsinn, weil die Fahrt von Münster nach Hannover ganz schön weit ist. Aber sie ließ sich das nicht nehmen. Draußen war Sturm mit Orkanböen und Regenschauern. Der Winter tobte.

Meine Gedanken waren bei Silvia und den Kindern. Ich wollte Silvia so gerne entlasten. Wenige Tage nach der Operation besuchten mich meine Kinder Annalena und Jan das erste Mal, und auch mein großer Junge Tim war mitgekommen. Und ihre Reaktion war ähnlich wie meine eigene. Jan war genauso fasziniert vom ungewohnt frischen Aussehen seines Vaters, aber noch überraschter war natürlich meine Tochter Annalena. Sie war gerade einmal ein Jahr alt, als ich an COPD erkrankte, und ist damit aufgewachsen. Sie hatte mich nie gesund gesehen. Ihre erste Reaktion war einfach umwerfend, weil sie sagte: „Papa, siehst du schön aus." Sie war völlig fassungslos, diese kleine Frau. Das machte mich natürlich sprachlos. Ich war zu Tränen gerührt.

Nur drei Tage nach dem großen Eingriff stand ich das erste Mal aus eigener Kraft auf meinen zugegebenermaßen noch recht wackeligen Beinen. Doch ich erholte mich zusehends. Nur eine Woche nach der Transplantation forderte mich der Oberarzt sogar auf, Rad zu fahren: „Schauen Sie mal, da hinten steht ein Ergometer, ein Fahrrad. Sie können sich da schon einmal raufsetzen und die nächsten Tage kräftig Sport treiben." Ich war ziemlich überrascht und schaute ihn entsprechend ungläubig an. Doch er sagte: „Verlassen Sie sich auf mich. Sie werden sich wundern, welche Kraft Sie haben. Jetzt müssen Sie Ihre Lunge beschäftigen. Bauen Sie Kondition und Muskulatur auf. Sie müssen ein gleichwertiger Partner Ihrer neuen Lunge werden. Also machen Sie Sport. Das ist für Sie eine Art Lebensversicherung." Als ich mich dann auf dieses Fahrrad setzte, wollte ich tatsächlich partout nicht außer Atem geraten. Danach war bei mir auch das letzte Quäntchen Zweifel ausgeräumt, dass dieser Schritt, dass die Transplantation für mich die richtige und lebensrettende Entscheidung gewesen war.

Silvia besuchte mich in diesen entscheidenden Wochen so oft wie möglich. 15 000 Kilometer fuhr sie allein von Februar bis Mai mit dem Auto, nach Hannover und in die Reha nach Bad Fallingbostel. Und dennoch kümmerte sie sich die ganze Zeit über noch liebevoll um Annalena und Jan, meisterte den Haushalt und die Schule alleine.

Ich gebe zu, dass ich zwischendurch schon mit mir gehadert, gemosert und vor mich hin geschimpft habe. Die Rippen taten lange scheußlich weh, ich wusste nicht, wie ich liegen sollte. War ja eigentlich klar, nach der OP. Die Lunge und ich schienen uns dafür umso besser zu verstehen. Ich konnte kurz aufatmen, aber es war lange noch nicht geschafft.

Unter Anleitung der Physiotherapeuten erlernte ich wieder meine gesunde Atembewegung und legte die Schonhaltung ab, die ich mir durch die COPD angewöhnt und die mir das Atmen erleichtert hatte. Die Bänder und Muskeln wurden wieder gedehnt, die Atem- und Brustmuskulatur gekräftigt und durch gezielte Übungen besonders für den Muskelaufbau eingesetzt. Für die Kondition machte ich auf dem Ergometer Kilometer.

Der Frühling hielt Einzug, der erste Frühling meines zweiten Lebens.

Mitte März, etwa drei Wochen nach der Transplantation, wurde ich aus der Klinik entlassen. In der Rehabilitationsklinik in Bad Fallingbostel ging die tägliche „Knochenarbeit" weiter. Da geben viele auf. Ich hatte einen Vollzeitjob. Zudem fing ich an, meine Stimmbänder unter Anleitung eines Logopäden zu stimulieren und meine Stimme zu trainieren. Meine anhaltende Heiserkeit bereitete mir Sorgen, und ich wollte daran arbeiten. Das gab mir ein gutes Gefühl. Ich musste durchhalten, wollte auch diesen Meilenstein meistern. Natürlich nervte es mich total, dass die Reha-Maßnahmen nicht so schnell griffen, wie ich mir das vorgestellt hatte. Dabei kam ich mit großen Schritten voran. Doch ich wäre am liebsten schon gestern wieder bei meiner Familie gewesen. Und alle Welt wollte noch dazu ständig von mir wissen, wie es mir geht. Ich zog mich zurück, suchte zusätzliche Kraft in der Ruhe, um schneller regenerieren zu können. Hadern hilft ja nicht wirklich. Ich wollte für meine eigene Motivation das Gefühl: Jetzt geht es vorwärts, jetzt sehe ich Land; meine körperliche Situation stabilisiert sich fühlbar und auch für Außenstehende erkennbar. Ich wünschte mich so sehr zu meiner Familie. Wie so oft zwang mich das Leben ein weiteres Mal, geduldig und verständnisvoll auch mir selbst gegenüber zu werden.

Ein Höhepunkt, ein Etappensieg war das Osterfest 2010. Nach etwa zwei unendlich langen Monaten übernachtete ich in der Reha in Bad Fallingbostel erstmals wieder gemeinsam mit meiner Frau. In der Nacht von Karfreitag auf Ostersamstag. Die zwei Krankenbetten waren alles andere als romantisch, aber das störte uns beide herzlich wenig.

Meinen 58. Geburtstag feierte ich am 10. Mai 2010 noch in Fallingbostel. Mein Wunsch, diesen Tag bereits zu Hause in Münster zu begehen, erfüllte sich leider nicht. Silvia und die Kinder kamen zu mir. Ich musste mich weiterhin in Geduld üben. Doch die Frage blieb: Wann darf ich endlich nach Hause? Am 21. Mai, am Freitag vor Pfingsten, wurde ich entlassen! Silvia holte mich mit dem Auto ab. Wir aßen zu Hause. Nie hat es mir besser geschmeckt. Ich hatte mir Spargel gewünscht.

Silvia erzählte mir erst später von den sorgenvollen Gedanken, die sie auf dieser Fahrt insgeheim wälzte: Werde ich alles richtig machen? Wird das auch zu Hause wirklich gut gehen? So, wie im Krankenhaus? Werde ich dem Alltag gewachsen sein? Reichen die Hygienemaßnahmen? Gelingt die keimreduzierte Ernährung?

Meine ersten Wochen zu Hause waren mit Nachsorgeterminen und regelmäßigen, täglichen Gesundheitschecks ausgefüllt; auf Tourneen hatte ich sogenannte Off-Days, die gab es jetzt nicht. Wir wussten, dass es nicht leicht würde, aber wir fühlten uns gut vorbereitet und beraten. Meine Lunge wollte beschäftigt, die Werte mussten regelmäßig kontrolliert werden. In der Reha war mein Check-Programm noch umfangreicher: Biopsie, Bronchoskopie, Röntgen, Blutentnahmen, Blutdruck und Herzfrequenz; die Selbstkontrolle daheim beschränkte sich auf das anfänglich mehrfache, tägliche Messen der Körpertemperatur. Mit dem Asthmamonitor kontrollierte ich täglich meine Lungenfunktion. Außerdem standen Termine bei der Logopädin und der Physiotherapeutin auf meinem Stundenplan. Was im Krankenhaus und in der anschließenden Reha schon selbstverständlich die Tage ausfüllte, sollte nun auch bei uns in Münster den Tagesablauf dominieren und strukturieren. Die Umstellung und Einstellung auf die neue Situation forderte die ganze Familie. Tag für Tag wurde die Nachsorge normaler, wir wuchsen gemeinsam hinein. Anfangs desinfizierten wir uns dauernd die Hände und versuchten, auch noch die letzte Türklinke und das Brotmesser steril zu halten. Meine Frau brachte es als dreifache Mutter treffend auf den Punkt: „Das ist wie beim ersten Baby. Bei jedem weiteren entspannt man sich ein wenig mehr." So entwickelten wir von Woche zu Woche einen sichereren und selbstverständlicheren Umgang mit den Richtlinien, die uns von der Klinik an die Hand gegeben worden waren.

Bis heute meide ich staubige oder rauchige Luft und gebe, selbst wenn das vielleicht dem einen oder anderen unhöflich erscheinen mag, zur Begrüßung nicht mehr die Hand. Auch meine Essgewohnheiten habe ich umgestellt. Ich darf nur keimreduziert essen. Grundsätzlich gilt: Es darf alles gegessen werden, was geschält, gekocht, durchgebraten, durchgegart und gebacken ist. Wegen erhöhter Infektionsgefahr soll ich unter anderem kein rohes Fleisch, keine Eierspeisen mit rohem Ei, keine Erdbeeren und keine Pilze essen. Aber der Verzicht fällt mir leicht. Ich hänge zweifellos mehr an meinem Leben als an dem Genuss von Erdbeeren oder Pilzen.

Unsere Partnerschaft wurde in dieser Zeit der starken Abhängigkeit und Motivation erneut auf den Prüfstand gestellt, bestand aber auch diese letzte Feuerprobe mit summa cum laude. Unmittelbar nach meiner Rückkehr aus der Reha hatte mir Silvia ein italienisches Lied von Ricardo Fogli vorgespielt „Non mi lasciare"/„Verlass mich nicht". Sie meinte: „Ist das nicht ein wunderschönes Lied? Und wenn du bald wieder ganz gesund bist und deine Stimme wieder vollständig da ist, würde ich mir wünschen, dass ein deutscher Text darauf geschrieben wird und du das Lied singst." Damals war es keineswegs sicher, dass ich ihr diesen Wunsch irgendwann würde erfüllen können. Infolge der mehrstündigen Intubation während der OP klang meine Stimme noch besorgniserregend heiser und brüchig. Ein Stimmband war angegriffen. Wann und ob sich diese Irritation überhaupt wieder geben würde, war quälend lange Wochen ungewiss. Sollte das Stimmband im schlimmsten Fall dauerhaft geschädigt sein, würde ich vielleicht nie wieder singen können. Silvias Wunsch war mir daher Ansporn und Schmerz zugleich.

Silvia sollte ihre Liebeserklärung bekommen: „Du Wunderbare". Sie war und ist meine große Stütze und hat es mich nie spüren lassen, auch wenn sie die Krankheit noch so sehr belastete. Silvia stand unerschütterlich an meiner Seite. Wohlgemerkt, dass wir heute noch so glücklich miteinander sind, ist vor allem die Leistung meiner Frau. Sie hatte ja einen Mann, der immobil war und an vielen Dingen nicht teilhaben konnte, die im Leben Spaß machen. Sie als Gesunde verzichtete ständig. Wenn das jemand durchhält und sich dabei die Liebe, die Verliebtheit und Lebensfreude bewahrt, ist das schon wahre Größe.

Ich danke meiner Frau auch, indem ich sie im Alltag verwöhne und ihr Aufgaben abnehme, die sie nicht so gerne macht. Ich mache alles: Im Supermarkt mit dem Wagen durch die Regale flitzen, die Küche aufräumen, Mineralwasserkästen schleppen, das Auto saugen. Das hört sich jetzt sicher spießig an, aber mir macht das tatsächlich unglaublich viel Spaß – mal eben schnell etwas zu erledigen. Wenn ich früh morgens um halb sieben aus dem Bett springe und laut durchs Haus „Guten Morgen!" rufe, denken alle: Herrje, der ist ja schon wieder wach. Ich steh dann zack, zack auf und setze mich aufs Ergometer. Jeden Tag fahre ich 20 Kilometer Fahrrad, allerdings nicht auf einem echten. Wegen der Unfallgefahr im Straßenverkehr strample ich auf meinem Ergometer vor dem Fernseher. Morgens fahre ich zehn Kilometer zu „Spongebob", den mag meine Tochter. Und abends noch einmal 10 zu den Nachrichten. In meinem Überschwang an Glück über meine neu gewonnene Mobilität schieße ich wohl manchmal übers Ziel hinaus. Aber meine Ärzte haben mir versichert, das lege sich wieder. Früher regte ich mich häufig über Kleinigkeiten auf, wurde auch schon einmal lauter. Und verschleuderte unnötig wertvolle Energie. Heute kann mich wenig aufregen. Dazu ist mir meine geschenkte Lebenszeit zu kostbar. Fahrstuhl kaputt. Mir egal, dann nehme ich eben die Treppe. Es gibt Schlimmeres.

Neulich war ich mit meiner Tochter unterwegs. Sie wollte für ihre Mutter ein Geschenk besorgen. Sie hatte einen bestimmten Laden in der Stadt im Sinn, der unerwartet weit weg von unserem Parkplatz lag. Sie hatte sich mit der Entfernung gründlich vertan. Wir liefen und liefen. Aber meiner Tochter machte das absolut nichts aus – im Gegenteil: Sie freute sich, einfach einmal mit mir spazieren zu gehen.

Das ging früher nicht. Sie kannte mich ja nur krank und mit Atemnot. Zu sehen, wie sie sich über diese Kleinigkeit freute, berührte mich. Auch wenn ich mittlerweile mit ihr um die Wette rennen könnte, wozu ihr Bruder und sie mich früher zu gerne aufgefordert hätten, interessiert sie das heute nicht mehr. Die beiden würden wahrscheinlich immer noch gewinnen. Dafür kuscheln die Kinder noch mit mir, allerdings nur, wenn garantiert keiner hinschaut. Wir haben ein außergewöhnlich vertrauensvolles und herzliches Verhältnis. Ich finde diese Nähe wunderbar und hoffe, dass wir uns das Gefühl der Zusammengehörigkeit ein Leben lang bewahren.

Meine Brille mit den getönten Gläsern habe ich auch abgelegt. Weil ich diesen „Schutzschild“ heute nicht mehr brauche. Die Krankheit hatte mich unsicher gemacht. Ich konnte mich hinter der Brille verstecken. Jetzt suche ich mit neuem Selbstbewusstsein wieder den Blickkontakt mit meinen Gesprächspartnern und habe keine Scheu, fremden, neugierigen Blicken zu begegnen.

Seit der Operation relativiere ich viele Dinge stärker. Selbst wenn ich mich heute über eine tolle Chartplatzierung oder eine gute Rezension in der Zeitung freue, wickelt man morgen damit den Fisch am Hamburger Hafen ein. Früher dachte ich manchmal, die Welt drehe sich nur um mich. Heute glaube ich nicht mehr, so wichtig und unersetzlich zu sein, wie der Applaus laut ist. Natürlich wird man seiner Familie und anderen gegenüber sensibler, weiß die Zeit mit ihnen mehr zu schätzen. Wenn Sie das als besseren Menschen bezeichnen möchten, dann hat mir meine Heilung dazu verholfen. Meine Krankheitsgeschichte hat mich nachhaltig geprägt. Die Familie erdet mich, hält mich am Boden. Wenn ich zum Beispiel am Tag nach einem Konzert oder einem TV-Auftritt auf der Rückfahrt meine Frau aus dem Auto anrufe und immer noch von der tollen Stimmung und dem Erfolg des Vorabends schwärme, kann es schon einmal vorkommen, dass sie mich unterbricht und bittet: „Schatz, alles ganz toll, aber denk auch daran, die Brötchen mitzubringen.“

2010 und 2011 sind für mich fantastische Jahre. 2010 war mein erster Sommer! Am 6. August packten wir kurz entschlossen die Koffer und verbrachten sieben wunderbare Tage mit der Familie auf Sylt.

Wir hatten schon fast spitzbübische Freude daran, dass uns dieser Ausflug still und heimlich gelungen ist. Gerade zu dieser Zeit waren die Parkplätze auf der Straße vor unserem Haus bei Paparazzi sehr beliebt. Sie hofften wie Trüffelschweine auf exklusive Schnappschüsse.

Plötzlich war ich wieder in dieser wahnsinnig reichen Welt, auch musikalisch. Zu lange wollte ich aus Selbstschutz in meiner zusammengezimmerten Welt nur bestimmten Anforderungen genügen und die immer offensichtlicher werdenden Mängel ausblenden. Ich gab vor, alles perfekt zu beherrschen. Auch den Umgang mit den zunehmenden Unfertigkeiten durch meine fortschreitende Erkrankung.

Heute unterscheide ich zwischen richtig und falsch. Auch wenn ich damit manche vor den Kopf stoße und auch mein eigenes Ego nicht immer befriedige, sondern der Vernunft den Vortritt lasse.

Häufig lasse ich aber dennoch Fünfe gerade sein und gebe mich der Spontaneität hin. „Du kannst das ruhig machen, wenn du es richtig findest", sage ich mir dann.

Nur eine Dummheit gestatte ich mir bestimmt nicht mehr. Als die COPD im Jahr 2000 bei mir diagnostiziert wurde, hörte ich umgehend auf zu rauchen. Diese konsequente Zigarettenabstinenz sollte später auch lebenswichtig für mich werden. Das hatte ich damals in dieser Tragweite aber noch gar nicht verstanden. Ein Organ bekommt nur, wer nachhaltig sorgsam mit diesem kostbaren Geschenk, mit seiner Gesundheit, umgeht und diese nicht durch Genussmittel unnötig gefährdet. Für mich ist es total abwegig und respektlos gegenüber dem Spender, den Ärzten, dem Schöpfer und auch der Gesellschaft, die eine Transplantation ja überhaupt erst möglich machen, auch nur ansatzweise mit einer Zigarette zu liebäugeln. Wenn auch nur in einem Raum geraucht wird, stehe ich auf und gehe.

Als ich mit diesem täglich wachsenden Selbstbewusstsein meiner Frau nur wenige Monate nach der OP von meinen TV-Comeback-Plänen erzählte, schüttelte sie überrascht den Kopf und sagte: „Du hast sie wohl nicht mehr alle." Ein halbes Jahr nach der OP gaben die Ärzte ihr Okay, seitdem trainierte ich meine Stimme noch intensiver. Und wir nahmen Kontakt mit TV-Redaktionen auf, um mit der Planung meiner TV-Rückkehr zu beginnen. Meine Frau ist zwar ein liebevoller Mahner, trägt meine Entscheidungen jedoch mit und ist mir ein zuverlässiger Ratgeber.

Wir hatten innerhalb unseres Teams unglaublich lange Diskussionen, wann wohl der geeignete Zeitpunkt für ein TV-Comeback wäre. Wir waren uns zumindest insoweit einig, dass ein TV-Comeback vor einem Live-Comeback liegen solle. Und ich brauchte unbestritten längere Zeit, um zwei, zweieinhalb Stunden live auf der Bühne singen zu können. Meine Stimme war im Herbst 2010 noch nicht vollständig wiederhergestellt, wurde zu schnell heiser, um das auch nur zu erwägen. Dann galt es erst einmal, die geeignete Sendung zu finden. Die Sendung, bei der ich mich blind darauf verlassen konnte, dass dort mit dem Thema sensibel umgegangen würde. Ich wollte mich in erster Linie als der Mensch, als der Sänger Roland Kaiser zurückmelden – nicht als die personifizierte Schlagzeile. Ich kann und muss sagen, dass ich von Carmen Nebels Einfühlungsvermögen, von ihrer Stilsicherheit und ihrer Professionalität nachhaltig überzeugt bin, genau wie von ihrer menschlichen Seite. In den Jahren, in denen es mir deutlich schlecht ging und ich wahrlich kein angenehmes Bild für eine Abendsendung abgab, zeigte sie mir nie die kalte Schulter, sondern gab mir bis zuletzt Gelegenheit, in ihrer Sendung aufzutreten. Somit war mir klar, dass ich das Bühnen-Comeback natürlich bei ihr feiern würde, wenn sie mich einladen würde. Und sie tat es! Jetzt galt es, den richtigen Zeitpunkt zu finden. Ich war natürlich ungeduldig. Ich wollte unbedingt noch im selben Jahr auf die Bühne, also die Fernsehbühne, zurück, in dem ich mich transplantieren ließ. Das erschien einigen Menschen zu früh. Zu Anfang auch meiner Frau, bis sie dann sagte: „Wenn du das wirklich willst, dann ist es für dich richtig und dann musst du es auch so machen. Im Endeffekt kannst nur du das bestimmen. Es ist nicht nur eine Bestätigung für dich, sondern bestimmt auch eine Motivation für all die Menschen, die ebenfalls so eine Operation hinter sich gebracht haben, und eine Motivation für alle, die auf eine solche Operation warten, wenn du es schaffst, nach einer so kurzen Zeit" – in dem Fall waren es acht Monate – „zurückzukehren."

Am 30. Oktober 2010 war es so weit. In der Samstagabend-Show *Willkommen bei Carmen Nebel* hatte ich meinen ersten Auftritt vor laufenden Kameras. Live. Es ist ein überwältigendes Gefühl zu wissen, dass so viele Menschen in Gedanken bei mir waren und mir mit bewegenden Worten Mut und Zuversicht gegeben haben. Besonders glücklich machte mich, dass Hendrik sogar extra von Sylt nach Bremen angereist war, um diesen besonderen Tag mit mir zu verbringen.

Ich kann mich nicht bei jedem Einzelnen bedanken, aber eines kann ich auf jeden Fall: Euch mit all meiner Kraft und im besten Sinne des Wortes zu unterhalten und unseren gemeinsamen Wunsch wahr werden zu lassen, auf die Bühne zurückzukehren. Dieser Auftritt war sehr spannend. Weil ich nicht vorhersehen konnte, wie die Leute auf mich, mein verändertes Aussehen, meine Stimme reagieren würden. Zum Glück nahmen sie mich sehr wohlwollend auf. Voller Ungeduld und wie ein Kind, das auf die Bescherung wartet, freute ich mich auf mein TV-Comeback und auf ein Wiedersehen mit dem Publikum und den Kollegen. Wieder alles auf Anfang …

Kollegen, Produktionsmitarbeiter und die Zuschauer begegneten mir in Bremen hinter der Bühne hoch emotional und außergewöhnlich herzlich. Früher blieb ich bis zur letzten Sekunde in meiner Garderobe; diesmal konnte ich nicht lange genug mit den Kollegen in der Kantine plaudern oder mit den Masken- und Kostümbildnerinnen schwatzen. Das saugte ich auf wie ein trockener Schwamm. Überall freundliche Gesichter. Dann war es so weit. Ich wartete hinter den Kulissen, aus denen ich gleich heraustreten sollte. Gott, war ich nervös! Als sich das Tor öffnete und die Musik begann, ließ ich mich einfach von der Melodie leiten. Die Anspannung löste sich und wich unglaublicher Neugier und der Freude auf den so lange von mir herbeigesehnten musikalischen Auftritt. Ja, da stand ich wieder. Der neue alte Roland Kaiser. Das Publikum empfing mich mit stehenden Ovationen, eine große Geste, die mich schrecklich verlegen machte, mir aber auch unglaublich guttat. Es erleichterte mich und schmeichelte mir gleichermaßen. Auch weil meine Freundinnen und Kolleginnen Mary Roos, Lena Valaitis und Ireen Sheer als Überraschungsgäste mit dabei waren. Sie hatten speziell für mich einen Song aufgenommen: „Dafür sind Freunde da“, die deutsche Version von „That’s what friends are for“. Fantastisch gesungen.

Und ausnahmslos alle Künstler, die in der hochkarätig besetzten Sendung mitwirkten, sangen den Titel zum Finale im Chor mit, ob das jetzt Matthias Reim war oder DJ Ötzi, Peter Kraus, Andrea Berg, Nicole und viele mehr. Das empfand ich als große Ehre. Ich war unglaublich aufgewühlt, gebe ich zu, den Tränen nahe. Ich hatte nicht erwartet, dass mich eine Fernsehaufzeichnung emotional dermaßen mitnehmen, ja regelrecht körperlich überwältigen könnte. Es war ein wunderbares TV-Comeback, und ich fühlte mich sehr willkommen. Wunderbarer Zufall: Der Tag meines ersten Fernsehauftritts war der Geburtstag meiner Frau. Wir beide fühlten uns unglaublich reich beschenkt.

In der Nachberichterstattung war mein erster TV-Auftritt allerdings nicht unumstritten. Doch das tangierte mich nicht wirklich. Das Versteckspiel, die Medien-Jagd nach „dem ersten Foto nach der Transplantation" hatte ein Ende. In Deutschland leben nicht viele mit einer neuen Lunge, und nun ist einer von ihnen auch noch prominent. Mein guter Freund Götz Alsmann, der ebenfalls in Münster wohnt, fand hierzu erst kürzlich einen treffenden bildlichen Vergleich: „Früher gab es auf Jahrmärkten immer besonders skurrile Attraktionen, wie den Hund mit den zwei Köpfen." Die Leute werden mich noch in zehn Jahren anschauen und sich wundern, dass ich immer noch da bin.

Mein TV-Comeback war für mich auch als weiterer „Etappensieg" wichtig. Von diesem Energieschub angespornt, setzte ich mir weitere Zwischenziele. Ich zog weiterhin mit höchstmöglicher Disziplin mein Gesundheitsprogramm durch. Rückblickend darf ich sogar sagen, dass ich in der ausgedehnten Rehabilitationszeit die neue Freiheit in Ruhe verarbeiten und für meine musikalischen und beruflichen Pläne nutzen konnte.

Viele meiner Fans warteten sicherlich schon lange auf ein Lebenszeichen von mir, aber ich brauchte die Zeit, um die richtigen Worte zu finden. Ich habe die Zeit der Bühnenabstinenz unter anderem genutzt, um an Band 5 der *Giblinge* zu arbeiten, mit meiner Co-Autorin Silvia Gehrke für die Gruppe Karat den Text ihrer Single „Berlin" zu schreiben und an meinem neuen Album zu arbeiten.

Auch wenn Silvia meiner Rückkehr in die Öffentlichkeit anfangs mit zwiespältigen Gefühlen gegenüberstand, ist sie sicher ganz froh, mich nicht mehr ständig zu Hause zu haben. Ich glaube, ich kann zuweilen ganz schön nerven mit meiner ständigen guten Laune und meiner Unternehmungslust zu den unmöglichsten Tageszeiten. Wenn ich zu Hause bin, stehe ich um 6.30 Uhr auf, steige aufs Rad, stemme Hanteln, bin sehr umtriebig. Ich versuche, die verloren gegangene Mobilität aufzuholen. Mein Arzt meint aber, das lege sich wieder.

Ich gehe wieder deutlich aufrechter, meine Körperhaltung entspannt sich zunehmend. Zu Weihnachten und Silvester belohnten Silvia und ich uns mit einem mehrwöchigen Winterurlaub. In Nauders/Tirol verbrachten wir zum Jahreswechsel 2010/2011 die schönsten Ferien meines Lebens. Silvia und ich lieben die Berge, mussten lange auf unsere geliebten Wanderurlaube dort verzichten. Durch die COPD hätte ich in der Höhe nicht mehr ausreichend Luft bekommen und mied die Berge daher.

Zwei Tage vor Weihnachten geschah unser ganz persönliches Weihnachtswunder: Meine Stimme war endgültig wieder voll da! Es war, als würde mit dem Ausklang des alten Jahres auch die letzte große Sorge von mir abfallen.

Mein Leben empfinde ich heute als ein einziges großes Wunder. Es sind die kleinen Dinge des Lebens, die wieder möglich sind, die aber vor der Transplantation in unerreichbare Ferne gerückt waren. Leider erkennt man ja meistens erst, wie wichtig und wie schön sie sind, wenn man sie verloren hat. Es sind auch die kleine Dinge des Lebens, die zu einem Wunder werden können.

Am 26. Februar 2011 lag der Tag meiner Transplantation auf den Tag genau ein Jahr zurück. Ich war ein Einjähriger! Das Leben hatte mich seitdem unfassbar reich beschenkt. Alle mit der Transplantation und der anschließenden Rekonvaleszenz verbundenen Mühen und Schmerzen waren schon fast vergessen und gedanklich in weite Ferne gerückt. Es ging weiter aufwärts. Meine Gesundheit war so stabil, dass ich schon von meinem Live-Comeback träumte. Auch an diesem besonderen Tag stand ich wieder mit meiner Gastgeberin

Carmen Nebel auf der ZDF-Showbühne. Diesmal in meiner Heimatstadt Berlin.

Nachdem meine TV-Premiere Ende Oktober 2010 so ermutigend gewesen war und mir auch meine Stimme zu Weihnachten wiedergeschenkt wurde, setzte ich mir für den Jahresbeginn 2011 ein weiteres Ziel: Tonaufnahmen bei meinem Produzenten und Freund Peter Wagner im Hansa Tonstudio in Berlin. Mittlerweile gehörte die Spenderlunge zu mir. Ich fühlte mich so fit wie vor meiner Erkrankung, rundum gesund, und konnte auch wieder kraftvoll singen. Meine Lunge gewann täglich an Kraft. Ich fühlte mich als Sänger wieder souverän. Die Konzentration auf die Familie und die Musik war für mich ein Glücksfall. Die konsequente Arbeit mit den Physiotherapeuten und Logopäden hatte Früchte getragen. Was für ein unbeschreiblich befreiendes Gefühl! Ich beherrschte mein Handwerkszeug, meine Stimme wieder. Doch würden sie auch der Feuerprobe unter Studiobedingungen standhalten? Das konnte ich nur herausfinden, wenn ich mich der fachkundigen Prüfung stellte. Was sollte mir schon passieren? Da waren ja nur Peter und ich im Studio. Allein sein Blick, sein Gesicht sprachen Bände. Er freute sich als Freund mindestens genauso sehr wie ich über den gelungenen Gesangseinstand. Als mein Produzent meinte er nach den ersten Studioaufnahmen zum Album sogar, ich hörte mich an wie zu Beginn meiner Karriere. Meine Stimme hatte ihr früheres Volumen zurückgewonnen. Ich hatte durch den regelmäßigen Sport zudem eine weit bessere Kondition als jemals zuvor.

Mein Wiedereinstieg in die Musikbranche, der durch die Aufnahmen für die neue CD eingeläutet war, wurde kritisch beäugt und neugierig erwartet. In der gesamten Branche, speziell bei unseren Medienpartnern, den Rundfunksendern und letztlich auch bei den Veranstaltern draußen, herrschte natürlich eine gehörige Spannung. Es wurde viel geredet: Kann man mit einer transplantierten Lunge überhaupt noch singen? Falls ja, reicht das qualitativ aus, um auf dem Markt zu bestehen? Klingt der Kaiser so gut wie früher, und hat der Künstler überhaupt die Kondition, eine solche Strecke durchzuhalten? Spielt man nämlich eine CD ein, steht man über einen Zeitraum von gut acht Tagen täglich zwischen sechs und acht Stunden im Studio und singt Titel ein. Von einem mehrstündigen Live-Konzert ganz zu schweigen. Das wäre schon für manchen konditionell schwächeren Körper zu anstrengend. Würden die Rundfunkpartner meine neuen Lieder spielen? Die Erwartungshaltung war sehr hoch. Diesen Druck spürte ich natürlich. Würden die Hörer den Kaiser überhaupt noch einschalten wollen und sagen: „Das klingt aber wieder richtig toll. Man hört, dass er wieder gesund ist und Kraft hat, so zu singen, wie er es vor seiner Krankheit konnte“?

Mit all dieser Spannung ging ich ins Tonstudio, um in Berlin meine erste Album-CD in meinem neuen Leben zu produzieren. Die Zusammenarbeit kann ich nur als „Besser geht's nicht“ bezeichnen. Man muss sich vorstellen: Wir arbeiten seit 37 Jahren zusammen, einen Vertrag hatten wir nie. Alles wurde per Handschlag besiegelt, und wir haben uns niemals gestritten und nie ein einziges böses Wort gewechselt. Ich fuhr also direkt nach meinem zweiten Gesangsauftritt in der TV-Show von Carmen Nebel, die diesmal in Berlin produziert worden war, zu meinem Freund Peter Wagner ins Studio, um die CD einzusingen und die Produktion abzuschließen. Es war der Morgen nach meinem ersten Geburtstag. Innerhalb einer Woche waren alle Aufnahmen gemacht. Bei der Abnahme waren wir beide begeistert von dem Ergebnis unserer Arbeit „Alles ist möglich“.

Die größte Stärke der Musik liegt in der Bandbreite der Stimmungen: Sie reicht von Glückseligkeit bis hin zur Traurigkeit. Im Klang, in der Melodie, zwischen den Zeilen liegt oft nur eine Nuance zwischen Glück und Melancholie. Auch diese Zwischentöne bereichern mein Leben.

Das hat mich immer gereizt, vor allem im variationsreichen Zusammenspiel der Geschlechter. Und das nimmt man mir heute wieder ab, wenn ich meine Lieder singe. Ich bin wieder qualifiziert, Titel mit einem erhöhten Erotik-Faktor zu singen.

Ich habe es bewusst vermieden, meine persönlichen Erlebnisse auf ein Album zu bringen. Das halte ich für Blödsinn. Ein Unterhaltungsinstrument ist meiner Meinung nach ein denkbar ungeeignetes Vehikel, um mein Glück, mein Unglück, meine Hoffnungen zu transportieren. Meine Fans sollen doch ein gutes Gefühl bekommen, wenn sie meine CD hören. Mit dem Titel „Alles ist möglich" habe ich aber angedeutet, wie es in mir aussieht: Man schafft vieles, wenn man es nur will. Aber auch nur, wenn man sich zu Hause nicht einigelt.

Den entscheidenden Schritt muss jeder selbst tun. Oft sieht man an Weggabelungen nur das verhältnismäßig kleine Risiko, nicht aber die große Chance. Was würde im schlimmsten Fall passieren? Kostet es mich das Leben? Normalerweise geschieht nichts, was sich nicht reparieren ließe. Jede Entscheidung ist nur ein weiterer Schritt auf dem Lebensweg. Entscheidungen bringen Klarheit und sind Bedingung für den nächsten Schritt. Das Leben wird vorwärts gelebt und rückwärts verstanden. Erstaunlicherweise hat mich meine schwächste Zeit stark gemacht.

Durch meine chronische Erkrankung fühlte ich mich eingesperrt in einen Körper, der nicht mehr so funktionierte, wie er sollte; in einen Alltag, der mit einem Mal sehr kompliziert war. Hätte ich in den Jahren davor nicht gesungen und meine Lunge somit täglich trainiert, wären die Beschwerden und das endgültige Aus wohl noch früher und heftiger eingetreten. Damals begriff ich, wie schnell sich das Leben einschneidend ändern kann. Mut wird in jedem Fall belohnt, das durfte ich in meinem Leben schon mehrfach erfahren – nicht zuletzt durch meine Entscheidung für eine Transplantation. Jeder Atemzug erschien mir in der Beschwerlichkeit und Monotonie der Konzentration auf das Wesentliche und Unabdingbare endlos. Dafür bin ich heute umso glücklicher und dankbarer, wieder frei und tief durchatmen zu können. Hinterher ergibt alles einen Sinn.

Wenn die Luft in schier unendlichen Mengen meine Lungenflügel erfüllt, mein Brustkorb sich hebt, schwelge ich fast wollüstig in diesem Gefühl des Reichtums, indem ich für Augenblicke die Luft anhalte, bevor ich sie wieder ausströmen lasse. Jetzt können Sie mich ruhig belächeln, aber ich stehe dazu: Die Lunge ist so schön! Bei den routinemäßigen Bronchoskopien schaue ich sie mir sehr gerne an. Wir werden gemeinsam 90 werden! Mein Schloss ist aus Luft gebaut und ich bin der Kaiser!

Heute reicht es mir, genau das zu tun, was mir Spaß macht. Ich habe keine Träume mehr, die sich nicht erfüllen ließen. Ich möchte eine Familie, die Umarmung meiner Frau, mit den Kindern lachen. Ich möchte und darf arbeiten, muss mich aber nicht mehr auf Konzerten oder auf der Bühne beweisen. Im Gegenteil. Ich habe mich aus lauter Spielfreude entschieden – und ein Stück Eitelkeit, die Sehnsucht nach dem Applaus ist sicher auch dabei –, künftig ständig auf Tournee zu sein. Ich spiele aber nach Möglichkeit nur an den Wochenenden, um unter der Woche die kleinen Freuden und Sorgen des Alltags mit meiner Frau und unseren Kindern zu teilen.

Ich liebe meinen Beruf, doch es gibt auch noch andere Dinge im Leben. Einen Wunsch werde ich meiner Frau und mir sicher schon ganz bald erfüllen: Wir werden mit einem Schiff auf Weltreise gehen. Mein Lebenstraum hat sich bereits erfüllt! Ich durfte die Grenzen meines Körpers sprengen und werde die unendliche Freiheit ausfüllen.

Während ich diesen Text schreibe, stehe ich unmittelbar vor meiner Rückkehr auf die Live-Bühne. Der große Tag in Rostock ist in greifbare Nähe gerückt, auch das Programm habe ich längst zusammengestellt. Die Proben im Tempodrom in Berlin haben die Lust auf die Live-Konzerte noch gesteigert – ein Vorgeschmack, der unglaublich viel Lust auf mehr macht. Auf mehr Musik! Ich freue mich wie ein kleines Kind darauf, endlich wieder hautnah bei den Fans zu sein, auf der Konzertbühne zu stehen.

Bereits Ende Februar 2011 begann der Vorverkauf für die ersten Open-Air-Konzerte 2011/2012 – eine Zerreißprobe für meine Nerven und eine Feuerprobe für mich als Künstler. Die Vorzeichen waren vielversprechend, und doch beschlich mich neben der unbändigen Vorfreude insgeheim zuweilen die Angst, dass sich die Menschen vielleicht gar nicht mehr an mich erinnern könnten, mich womöglich nicht mehr hören wollten. „Wird er es packen?", höre ich sie tuscheln; „Werde ICH es packen?", horche ich in mich hinein. Ich kann und werde Konzerte spielen, daran besteht für mich kein Zweifel. Gemeinsam mit meiner Band werden wir Konzerte geben, mit einer Intensität, mit einer Spielfreude, wie wir sie in den vergangenen Jahren nicht mehr auf die Bühne gebracht haben. Alles ist möglich!

Bange Stunden, nachdem die Konzerte in den Verkauf gegangen waren, lagen bereits die ersten Vorverkaufsmeldungen vor: Die Reaktionen waren überwältigend! Innerhalb weniger Tage war das erste Open-Air-Konzert in Dresden ausverkauft, wenige Wochen danach auch die zweite Kaiser-Mania, die wir spontan zur Feier der Wiedersehensfreude angesetzt hatten.

Weit über 50 000 Tickets wurden bisher verkauft. Das sind Verkaufszahlen, die ich vor meiner Erkrankung nicht erreicht habe. Das Vertrauen, das die Konzertbesucher mir mit diesen Ticketkäufen aussprechen, gibt mir unglaublich viel Kraft und bestärkt mich in meinem Ziel, wieder ins alltägliche Leben zurückzufinden – und das sind für mich als Künstler nun einmal die Live-Bühne und der Applaus. Aber abgesehen davon bin ich unglaublich gespannt, wie sich das erste Wiedersehen wohl anfühlen mag. Was werde ich denken, was empfinden, wenn ich nach so vielen Monaten endlich wieder vor mein Publikum trete? Wie stark wird dieses Wiedersehen mich emotional bewegen? Wie empfängt mich das Publikum? Dass mich dieser einmalige Moment nicht unberührt lassen wird, davon gehe ich aus.

Mich trägt in der verbleibenden Zeit bis zum Live-Comeback der Gedanke, dass die Freude aufeinander sehr, sehr groß ist. Wenn ich das Live-Konzert, quasi die Kür eines jeden Künstlers, gegeben habe, bin ich endgültig in meinem zweiten Leben angekommen. Ich freue mich, dass Ihr alle mich auf diesem entscheidenden letzten Wegabschnitt begleiten werdet. Ich habe Hunderte von Konzerten gesungen, doch auf keines habe ich mich so von Herzen gefreut!

Wir werden handgemachte Musik spielen und allen Fans mit einer kraftvollen Live-Atmosphäre für ihre Treue in den vergangenen Jahre danken sowie für die mitreißende Freude und die ungebrochene Begeisterung, die uns unerschütterlich bis zum Bühnenabschied Anfang 2010 entgegenbrandete und die mich so weit getragen hatte, bis meine Kraft kein weiteres Lied mehr zuließ. Ihr wart wunderbar!

In Interviews werde ich immer wieder auf die Gefahr der Abstoßung angesprochen, darauf, ob ich Angst hätte, das Organ, mein Leben zu verlieren. Wie ich damit umginge, ob mich die Ungewissheit belaste. Die Antwort ist ein klares Nein.

Eine Transplantation ist kein Spaziergang. Ja, die Konsequenzen sollten reiflich überdacht sein. Setzt man allerdings mögliche Risiken des Eingriffs in Relation zu der Chance, überhaupt ein geeignetes Spenderorgan zu finden und zu bekommen, wäre es blanker Hohn und pure Undankbarkeit, auch nur eine Minute des zweiten, neuen Lebens mit Sorge zu verschwenden. Ich genieße meine geschenkte Zeit in vollen Zügen.

Die Frage „Was wäre gewesen, wenn …?" drängt sich auf. Die Fragestellung lässt sich variantenreich und beliebig formulieren. Eindeutig bleibt dabei die Antwort: „Nicht zu transplantieren hätte über kurz und sicher nicht mehr lang meinen Tod bedeutet." Ich werde mir auch künftig die „Was wäre, wenn …"-Frage verkneifen. Die wird mir das Leben völlig unabhängig von meiner gesundheitlichen Vorgeschichte ganz ungefragt beantworten. Ich kann nur wünschen und darauf vertrauen, dass mir die Antworten angenehm sein werden. Auf jeden Fall werde ich jede weitere Wendung in meinem neuen Leben offen und grundsätzlich positiv annehmen.

Ich habe meine Lektion gelernt, indem ich von der Wartebank im Vorzimmer des Todes auf die Mannschaftsbank der Zuversicht und Hoffnung wechseln durfte. Ob ich eine Dauerkarte auf den Zuschauerrängen, einen Stammplatz im Team habe oder nur auf der Auswechselbank sitze, wird sich zeigen. Ich werde den Platz ausfüllen, den mir das Leben anbietet.

Hauptsache ist für mich, wieder ein aktiver Teil der Gesellschaft zu sein, ein vollwertiges und uneingeschränkt einsatzfähiges Mitglied – wenn auch zuweilen vielleicht sogar ein wenig übermotiviert. Und ich habe nach der Zeit der Nicht-Kommunikation das Bedürfnis, mich mitzuteilen. Im doppelten Sinn möchte ich meine Erfahrungen, Wünsche, Ziele und Bedenken teilen. Mich erreicht eine Vielzahl an Anfragen zu Projekten zu den Themen Lungenerkrankung und Organtransplantation. Ich erhalte E-Mails und Briefe von Menschen, die entweder selbst betroffen sind oder sich dafür bedanken, dass ich mit meiner Krankheit an die Öffentlichkeit gegangen bin und für die Menschen eintrete, die mit einem ähnlichen Schicksal kämpfen. Es gibt erfreulich viele, die sich für diese Themen engagieren. Zumeist ehrenamtlich. Jedem Einzelnen würde ich gerne persönlich antworten und ich bin ehrlich bemüht, so vielen Wünschen wie möglich gerecht zu werden. Leider schaffe ich das bei Einzelschicksalen nicht. Um möglichst viele Betroffene zu erreichen, engagiere ich mich daher als Botschafter der DSO (Deutsche Stiftung Organtransplantation), der DGP (Deutsche Gesellschaft für Pneumologie und Beatmungsmedizin e.V.) sowie der Stiftung AtemWeg. Mit meinen Interviews, mit Auftritten bei Patientenveranstaltungen und Pressekonferenzen zum Thema Lungenerkrankungen und Transplantation möchte ich aufklären und Mut machen. Ich hoffe auf das Verständnis derjenigen, denen ich keine Zusage erteilen kann. Ich habe einfach nicht genügend Zeit für die Vielzahl der individuellen Gesprächsanfragen, so leid mir das tut.

Es gibt eine optimistische und eine pessimistische Sicht auf die Transplantation. Meine ist geprägt von Zuversicht, von Nächstenliebe, von der Liebe meiner Frau und unserer Kinder. Eine Überzeugung kann Menschen beflügeln oder sie zum Stillstand verleiten. Ich fühle mich meistens glücklich und optimistisch und möchte mit meiner Begeisterung möglichst viele Menschen anstecken, damit sie einen Organspendeausweis unterschreiben. Er kann Leben retten. Auch das Stillschweigen, das Tabu, mit denen Lungenerkrankungen wie COPD noch häufig belegt sind, hoffe ich zu brechen, indem ich diese chronischen Erkrankungen immer wieder anspreche und dadurch dazu beitrage, sie gesellschaftsfähig zu machen.

Ich hatte ein unfassbares Glück, dass die Transplantation genau in dem Moment erfolgte, in dem es wirklich gefährlich wurde. Es ist immer so: Ein bisschen tot oder lebendig gibt es nicht. Es hätte für mich keinen glücklicheren Zeitpunkt geben können. Das war meine Rettung, auf die noch viele andere warten.

Getreu meinem Motto „Jammern hilft nicht!" habe ich unmittelbar nach der OP und während der Rehabilitation aber auch rein gar nichts mit der Krankheit entschuldigt. Und meine Ärzte haben mich dabei unterstützt.

Ich habe mich bemüht, die vor mir liegenden Aufgaben so gewissenhaft und trotzdem so schnell wie möglich zu bewältigen. Ich stellte mein Leben voll und ganz auf die neuen Lebensumstände und die damit verbundenen Erfordernisse ein. Ausdauersport zur Unterstützung des Muskelaufbaus und zur Verbesserung der Kondition, keimreduzierte Ernährung … Obwohl die Tage voller sich immer wiederholender Rituale waren, empfand ich es als unfassbares Geschenk, morgens aufstehen zu können, um an mir, um an meinem Körper zu arbeiten.

Ich wollte der Lebensuntüchtigkeit der hinter mir liegenden Monate entfliehen, sie endgültig hinter mir lassen. Die COPD tut nicht weh, aber der Verlust der Mobilität schmerzt. Zuletzt saß und ruhte ich mehr, als den Tag aktiv zu gestalten. Ich las viel, spielte mit meinen Kindern, hörte Musik. Ich hätte das machen können bis in den Tod. Ich habe mich für die Alternative entschieden.

Am 4. Juni 2011 präsentierte ich im „Sommerfest der Rekorde“ nach einer mehr als zweijährigen musikalischen Schaffenspause meine neue CD. „Alles ist möglich“ ist für mich das vielleicht wichtigste Album meines Lebens. Der Titel steht für die Lebensfreude und tiefe Dankbarkeit, die ich empfinde.

Mein letztes großes berufliches Ziel auf meinem Weg zurück ins Leben war, wieder den Sprung auf die Live-Bühnen zu schaffen. Ich möchte einfach singen, arbeiten, Spaß haben. Ich freue mich wie ein Kind darauf, wieder live auf Tour zu gehen. Weil ich den Menschen endlich das geben kann, was sie von einem Sänger erwarten dürfen: eine gute Stimme. Ich möchte wiedergutmachen, dass ich in den vergangenen Jahren bei Weitem keine hundertprozentige Leistung mehr auf die Bühne bringen konnte. Ich konnte den Ton nicht lange halten, sang kraftloser. Ich war mit mir selbst nicht mehr zufrieden. Dass meine Fans mir trotzdem treu geblieben sind, vergesse ich ihnen nie. Jetzt werde ich ihnen zum Dank eine gute Show bieten!

Wir haben Ende Februar 2011 mit den Vorverkäufen für unsere Open-Air-Konzerte begonnen. Ich habe mich noch nie so sehr auf Konzerte gefreut wie jetzt zu meiner Comeback-Tournee 2011 und 2012. Singen ist mein Beruf, und jetzt kann ich's wieder.

Mein ganzes Leben ist heute für mich eine einzige wunderbare Ansammlung vieler kleiner Glücksmomente. Schließlich bin ich erst eineinhalb und es gibt Vieles zu entdecken. Das erklärt vielleicht auch mein Dauerlächeln. Ich freue mich einfach ständig über irgendeine Kleinigkeit. Wenn man an dem Punkt angekommen ist, an dem ich ganz am Ende meiner Krankheit war, hält man solche Glücksmomente nicht mehr für möglich. Es ist faszinierend, wie sehr man in seinem zweiten Leben genießen kann. Wenn man den Blick dafür nicht verliert, wenn man seine Dankbarkeit nicht verliert.

Ich wünsche mir für die Zukunft Gesundheit für meine Familie und für mich, und dass wir gemeinsam alt werden. Und ich möchte so lange arbeiten, bis der da oben sagt: „Geht nicht mehr …" Wenn man an einem Punkt wie ich stand, kann einen nichts mehr beirren. Ich schaue nach vorne und sehe überwiegend gute Dinge auf mich zukommen. Und ich freue mich darauf!

Mein behandelnder Arzt schickt mir gerade seinen Beitrag zur Neuauflage der ATEMPAUSE und erwähnt eher nebenbei in der E-Mail: „Ihre Biopsie war übrigens A0 (keine Abstoßung)."

Und meine Tochter liebt mich sogar noch ein ganz kleines bisschen mehr als Justin Bieber, wie sie mir eben ins Ohr flüstert.

Nachdem ich meine Erkrankung aus eigenem Erleben, aus meiner subjektiven Sicht als Betroffener geschildert habe, wird Dr. Andreas Hellmann, Vorsitzender des Pneumologenverbands Deutschland, das Thema COPD aus rein wissenschaftlicher Sicht beleuchten. Ich denke, dass beide Perspektiven wichtig sind und gleichermaßen Gehör finden sollten, um sich einer Krankheit sinnvoll anzunähern, von der bereits Millionen von Menschen betroffen sind.

COPD AUS MEDIZINISCHER SICHT

Ein Beitrag von Dr. med. Andreas Hellmann,
Vorsitzender des Pneumologenverbands Deutschland

COPD – was ist das?

Die Abkürzung COPD steht für *chronic obstructive pulmonary disease*, auf Deutsch zu übersetzen mit chronisch obstruktiver (verengender) Lungenerkrankung (COLE). Es hat sich aber im Laufe der Jahre die Abkürzung COPD durchgesetzt.

COPD ist ein Sammelbegriff, der drei überlappende Krankheitsbilder beschreibt:

- die chronische Bronchitis,
- die chronisch obstruktive Atemwegserkrankung,
- das Lungenemphysem.

Bei allen drei Krankheitsteilen sind die Atemwege durch eine Entzündung geschädigt, die fast immer auf inhalatives Zigarettenrauchen zurückzuführen ist. Dabei wird die Struktur der Atemwege und der Lunge langsam zerstört, was, einmal eingetreten, nicht mehr rückgängig zu machen ist. Umweltreize wie die allgemeine Luftverschmutzung spielen so gut wie keine Rolle. Nur die Luftbelastungen an bestimmten Arbeitsplätzen, wie zum Beispiel im Bergbau, können eine chronische Bronchitis verursachen. Insgesamt sind aber diese Risiken nicht einmal mit 5 Prozent an der Krankheitshäufigkeit beteiligt.

Die „einfache" chronische Bronchitis ist charakterisiert durch Husten und Schleimbildung. Die WHO-Definition von 1961 fordert diese

Symptome an den meisten Tagen von mindestens drei aufeinanderfolgenden Monaten während mindestens zwei aufeinanderfolgenden Jahren.

Etwa 15 bis 20 Prozent der Patienten entwickeln im Verlauf ihrer Erkrankung eine Verengung (Obstruktion) der Bronchien. Darüber hinaus kommt es bei einem Teil dieser Patienten zu einem Elastizitätsverlust des Bronchialsystems. Dies ist die Vorstufe zum Lungenemphysem, bei dem zum Elastizitätsverlust der Bronchien noch eine Verminderung der Gasaustauschfläche kommt.

Der „chronische Raucherhusten" wird häufig als Symptom unterschätzt, weil oft nur wenig spektakuläre Lungenfunktionsbefunde vorliegen. Es kommt aber ebenso vor, dass trotz krankhafter Lungenfunktion keine Konsequenzen erfolgen.

Die Patienten neigen wegen des langsamen und schleichenden Krankheitsverlaufes zu Verdrängung und Abwehr und passen ihre Aktivitäten ihren Möglichkeiten an. Es kann passieren, dass ein COPD-Patient auf die Frage, ob er denn keine Atemnot beim Treppensteigen verspüre, antwortet: „Nein, denn ich fahre immer mit dem Lift."

Schätzungen gehen davon aus, dass mehr als die Hälfte der COPD-Kranken nicht diagnostiziert ist und damit alle epidemiologischen Daten als unvollständig anzusehen sind. Ein systematisches Suchen (zum Beispiel bei allen Rauchern) wäre also notwendig, um die Krankheit frühzeitig erkennen zu können.

Die COPD gehört zu den Krankheiten, die einen erheblichen Einfluss auf die Lebensqualität und die Sterblichkeit in Industrie- und Entwicklungsländern haben. Insbesondere durch die Minderung der körperlichen Belastbarkeit entstehen Arbeitsunfähigkeit, Frühberentung und früher Tod. Eine deutliche Zunahme der Bedeutung für die Gesamtsterblichkeit ist zu erwarten.

- COPD ist die vierthäufigste Todesursache in den Vereinigten Staaten.
- Im Jahr 2000 schätzte die WHO 2,74 Millionen Tote durch COPD.
- Im Jahr 1990 stand die COPD an 12. Stelle bei den Krankheitskosten, voraussehbar ist der 5. Platz bis 2020.

Oft bestehen Begleit- und Folgeerkrankungen bei Patienten, die an COPD erkrankt sind, wie:

- Bronchiektasen: irreversibel erweiterte Bronchien. Ersatz von elastischen und muskulären Faserstrukturen durch minderwertige kollagene Fasern; meist in den unteren und mittleren Lungenabschnitten.
- Lungenemphysem: irreversible Erweiterung und Zerstörung der Lufträume der ganz kleinen Bronchien. Es handelt sich um eine Verminderung der Gasaustauschfläche, die direkt mit der Belastungsatemnot in Zusammenhang steht. Bildlich gesprochen verdaut sich die Lunge selbst durch ein Ungleichgewicht von Abwehrstoffen im Bronchialschleim meist ausgelöst durch Tabakrauch.
- Cor pulmonale: Belastung des rechten Herzens aufgrund primärer Erkrankungen der Lunge, in der Regel infolge des chronischen Sauerstoffmangels.

DIAGNOSE DER COPD

Im Vordergrund steht auch bei der COPD die Anamnese. Patienten mit COPD leiden am meisten durch Husten und Schleimbildung. Die Atemnot, die unter Belastung auftritt, wird meist als wenig behindernd empfunden, da die Patienten körperliche Belastungen weitgehend vermeiden. Trotzdem ist die Atemnot ein Leitsymptom der COPD.

Der Arzt stellt die Diagnose durch eine Lungenfunktionsprüfung. Dabei werden Lungenvolumina und die Strömungsdynamik des Luftflusses gemessen. Als typisch gilt die dauerhafte Einschränkung der Ein-Sekunden-Kapazität (FEV_1) auf unter 80 Prozent des Sollwertes.

Je weiter das FEV_1 eingeschränkt ist, desto schwerer ist die Erkrankung ausgeprägt. Darauf beruht auch die Schweregradeinteilung. Es werden dazu noch weitere Kriterien herangezogen, wie das Verhältnis von FEV_1 zu FVC, der forcierten Vitalkapazität (Tiffeneau), der Atemwegswiderstand (R_{aw}) oder die arteriellen Blutgase. Jeder dieser Schweregrade hat eine eigene Ziffer in der internationalen Klassifikation der Krankheiten (ICD in der 10. Fassung). Leider stimmen die nationalen Klassifikationen des ICD nicht ganz mit der Schweregradeinteilung der internationalen Leitlinie überein, sodass kleinere Abweichungen möglich sind. Dies spielt aber für die Praxis nur eine untergeordnete Rolle.

SCHWEREGRADEINTEILUNG DER COPD		
SCHWEREGRAD	**internationale Klassifikation**	**ICD 10, deutsche Version**
0	Normale Lufu Chr. Husten und Auswurf	**J 41**
I (leicht)	Tiffeneau < 70 % **FEV1 > 80 %** Mit/ohne chr. Symptome Raw > 0,40 oder Gasaustauschstörung	**J.44.03** FEV1 > 70 % Soll
II (mittel)	Tiffeneau < 70 % **50 > FEV1 < 80 % Soll** mit/ohne chr. Symptome	**J.44.02** FEV1 > 50 % bis < 70 % Soll
III (schwer)	Tiffeneau < 70 % **30 % > FEV1 < 50 % Soll**	**J.44.01** FEV 1 > 35 % bis < 50 % Soll
IV (sehr schwer)	Tiffeneau < 70 % **FEV1 < 30 % Soll** oder Resp. Insuffizienz oder Re-Insuffizienz	**J.44.00** FEV1 < 35 % Soll

Durch Messung der CO-Diffusion (eine weitere Lungenfunktionsprüfung) wird ein Lungenemphysem nachgewiesen. Dies ist einfacher als ein Computertomogramm der Lungen, das nur vor Lungenvolumen-Reduktionsoperationen notwendig ist.

Mit einem Stich ins Ohrläppchen misst der Lungenfacharzt (Pneumologe) den Sauerstoffdruck im arteriellen Blut. Damit wird neben der Stadieneinteilung auch die Notwendigkeit zur Sauerstoff-Langzeit-Therapie gestellt.

Eine Röntgenaufnahme der Lunge sollte bei Diagnosestellung immer erfolgen, um die wesentliche Begleiterkrankung, das Bronchialkarzinom, zu entdecken. Im Verlauf sollten immer wieder in längeren Abständen (ein bis zwei Jahre) Röntgenkontrollen erfolgen. Meist wird dies aber während einer Verschlechterung (einer Exazerbation) dieser chronischen Erkrankung zum Ausschluss oder Nachweis einer Lungenentzündung notwendig.

Die Messung der Lungenfunktion lässt aber nur wenige Rückschlüsse auf die Belastbarkeit und damit auf die Lebensqualität der Patienten zu. Besser geeignet ist die Bewertung der Belastbarkeit und auch der Beeinträchtigung der körperlichen Aktivität von COPD-Patienten durch den sogenannten Sechs-Minuten-Gehtest oder durch strukturierte Fragebögen.

Als hilfreich für die Abschätzung der Leistungsfähigkeit hat sich die Selbstbeurteilung durch die Patienten herausgestellt, die sogenannte Borg-Skala:

PATIENTENEINSCHÄTZUNG DER KURZATMIGKEIT DURCH DIE BORG-SKALA	
0	keine
0,5	sehr, sehr leicht
1	sehr leicht
2	leicht
3	mäßig
4	ein bisschen schwer
5	schwer
6	
7	sehr schwer
8	
9	
10	sehr, sehr schwer; maximal

Die Lungenfunktion des „empfänglichen Rauchers“ ist mit 65 Jahren auf die Hälfte eines Jugendlichen abgesunken, erreicht mit etwa 65 Jahren das Stadium der Ruheatemnot und führt mit Beginn des siebten Lebensjahrzehnts, acht Jahre vor der statistischen Lebenserwartung, zum Tod.

Nach Tabakentzug reduziert sich die Verminderung der FEV_1/Jahr rasch auf das Niveau des Nichtrauchers (40 ml/Jahr). Eine Besserung beziehungsweise eine Reparatur der Lungenfunktion ist aber nicht möglich.

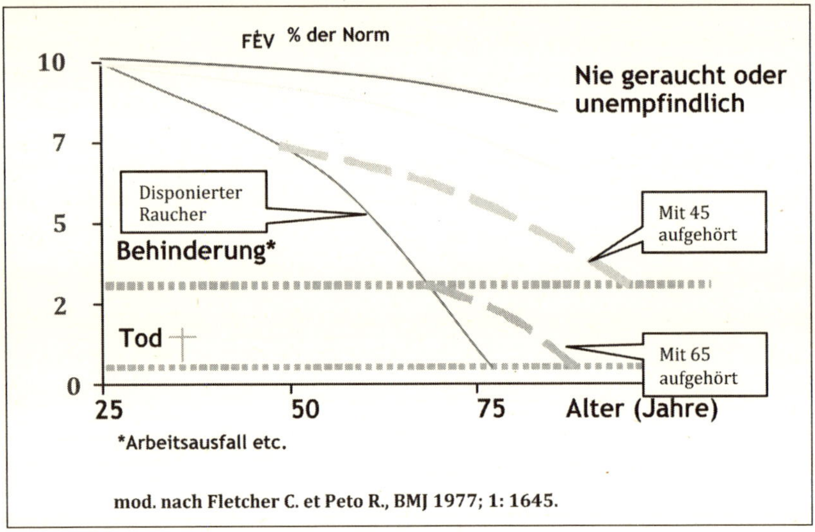

Abb.: Lungenfunktion, Arbeitsausfall und Lebenslinien des Rauchers

Die COPD gehört zu den häufigsten Todesursachen sowohl in den Industrieländern als auch in der Dritten Welt. Die Todesursachen sind meist tödliche Komplikationen oder Folgeerkrankungen der COPD. Die häufigste Todesursache ist die verminderte Sauerstoffaufnahmefähigkeit (38 Prozent), häufig ist auch eine Schwächung des rechten Herzens (13 Prozent), ein Versterben an einer Lungenentzündung (11 Prozent) oder an einer Lungenembolie (10 Prozent). Als tödliche Begleiterkrankungen sind der Bronchialkrebs (ca. 10 Prozent) oder die koronare Herzerkrankung mit Herzinfarkt (ca. 27 Prozent) zu nennen. Die Zahlen schwanken stark zwischen Männern und Frauen.

UNTERSCHEIDUNG DER KRANKHEITSBILDER ASTHMA UND COPD

Die wichtigste Differenzialdiagnose zur COPD ist das Asthma bronchiale. Oft wird nicht sauber zwischen diesen beiden Krankheiten unterschieden, da das einen gewissen diagnostischen Aufwand bedeutet.

In der Regel hat ein Patient mit COPD erstmals Kontakt mit dem Arzt, weil es während einer Infektion zu einer plötzlichen Verschlechterung der Krankheit gekommen ist. Da ist die Lungenfunktion natürlich schlecht und die einsetzende Therapie bessert die Ein-Sekunden-Kapazität deutlich.

Trotzdem besteht kein Asthma. Denn das wird definiert als rückbildungsfähige Verengung der Bronchien! Die Messung der Reversibilität hat deshalb in einer „stabilen Phase" zu erfolgen. Dieser Begriff ist nicht eindeutig definiert. Für die Praxis dürfte es ausreichend sein, wenn der letzte Infekt mindestens vier Wochen zurückliegt und der Patient keine unbekannte oder gesteigerte Symptomatik angibt.

Trotzdem wird eine Anzahl von Patienten bleiben, bei denen eine klare Trennung von Asthma und COPD anhand der Lungenfunktion nicht möglich ist. Es können dann noch weitere Indizien herangezogen werden (siehe Abbildung unten). Meist lässt sich aber mit den vorhandenen diagnostischen Mitteln, insbesondere unter Berücksichtigung des Verlaufes, die Differenzierung vornehmen. Da aber keine wirklich eindeutigen Kriterien bestehen, bleibt die letztendliche Entscheidung in unklaren Fällen immer der Erfahrung des behandelnden Arztes überlassen.

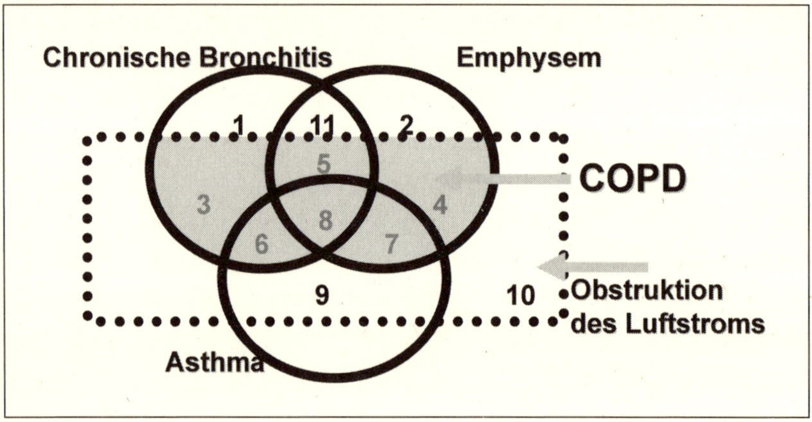

Abb.: Abgrenzung/Mischformen Asthma/COPD

Legende:

1. Husten und Auswurf
2. nur Emphysem (Diffusionsstörung)
3. Obstruktion, immer Husten und Auswurf
4. nur Emphysem, ohne Husten und Auswurf (obstr. Emphysem)
5. Emphysem und teilweise reversible Obstruktion mit Husten und Auswurf
6. Obstruktion, teilweise reversibel, immer Husten und Auswurf, mit Asthmaanfällen
7. Emphysem mit Asthmaanfällen und Überempfindlichkeit der Schleimhaut auf Reize (notwendige Störung für dieDiagnsoe Asthma)
8. Emphysem mit teilreversibler Obstruktion, immer Husten und Auswurf, mit Asthmaanfällen und Hyperreagibilität
9. Obstruktion komplett reversibel, Asthma mit Hyperreagibilität
10. Bereich der Atemwegsobstruktion
11. siehe 5

KLINISCHE KRITERIEN ZUR UNTERSCHEIDUNG ASTHMA/COPD		
	Asthma	**COPD**
Verlauf	wechselnd	langsam progredient
Subjektive Wahrnehmung	starkes Krankheitsgefühl	fühlt sich oft gesund
Körperliche Belastung	oft gut möglich, Leistungssport	immer eingeschränkt
Ursache	oft Allergene, unklar	Inhalationsrauchen
Haupt-beschwerden	1. Husten, wechselnd, auch nachts 2. Empfindlichkeit gegenüber bronchialen Reizen (Warm-kalt-Wechsel, Luftschadstoffe, Lachen, Singen) 3. Atemnot variabel, auch in Ruhe	1. Husten, immer, meist morgens 2. Atemnot bei Belastung immer vorhanden 3. Auswurf, oft purulent
Alter	Kinder, Jugendliche und Erwachsene	> 40 Jahre, meist > 55
Hyper-reaktivität	immer	inkonstant
Kortison-wirksamkeit	sehr gut	nur bei Exazerbation
Auskultation	unauffällig oder konstantes Giemen	Husten variabel, Distanzgiemen bei forcierter Exspiration

SCHLÜSSELFRAGEN ZUR DIFFERENZIALDIAGNOSTIK (TRENDABSCHÄTZUNG)		
	Asthma	**COPD**
1. Wann haben Sie Husten?	bei Belastung, Lachen, Singen, kalter Luft, Rauch, Abgasen	morgens, nach dem Aufstehen
2. Haben Sie <u>immer</u> Atemnot bei Belastung?	nein	ja
3. Husten Sie häufig nachts?	ja	nein
4. Rauchen Sie viel?	nein	ja
5. Wie haben sich die Beschwerden entwickelt?	plötzlich	schleichend
6. Haben Sie Allergien, etwa Heuschnupfen?	ja	nein

Wichtige und häufige Differenzialdiagnosen bei COPD

- Asthma bronchiale
- Bronchialkarzinom
- Linksherzinsuffizienz
- Medikamente (z.B. ACE-Hemmer)
- chronisch persistierender Husten
- Lungengerüst-Erkrankungen
- Fremdkörper
- Tuberkulose
- gastroösophageale Refluxerkrankung
- Hyperventilationssyndrom
- „postnasal drip"
- chronische Pneumonien
- Pneumokoniosen
- Sarkoidose
- Mukoviszidose
- rez. Lungenembolien

Zur Differenzialdiagnose ist oftmals das gesamte Repertoire der pneumologischen Diagnostik notwendig, deshalb ist es wichtig, für eine Diagnose einen Lungenarzt miteinzubeziehen.

THERAPIEPLANUNG

Auf der Basis einer individuellen Risikoabschätzung und der allgemeinen Therapieziele sind gemeinsam mit dem Patienten persönliche Therapieziele festzulegen:

Therapieziele sollten sein:
- Tabakentwöhnung,
- Patientenschulung,
- Selbstmanagement durch Peak-flow-Messung, Selbstbewertung, selbstständiges Management der Erkrankung,
- Steigerung der körperlichen Aktivität auf Dauer,
- Gewichtsnormalisierung.

NICHT-MEDIKAMENTÖSE THERAPIEMASSNAHMEN

Nicht-medikamentöse Therapiemaßnahmen haben bei der COPD einen höheren Stellenwert als die medikamentöse Therapie. Da aber körperliches Training beschwerlich ist, werden diese Maßnahmen in der Regel vernachlässigt.

Zu den regelmäßig erforderlichen nicht-medikamentösen Therapieverfahren bei der COPD gehören:
- strukturierte Tabakentwöhnung,
- Sport- und Trainingstherapie,
- Atem- und Physiotherapie,
- strukturierte Patientenschulung.

Bei Schwerkranken zudem:
- spezialisierte Ernährungsberatung,
- Sauerstoff-Langzeittherapie,
- Heimbeatmung,
- psychische, psychosomatische und psychosoziale Betreuung.

Daneben kommt der pneumologischen Rehabilitation als zeitlich befristetem (ambulanten oder stationären) Komplexangebot ein wichtiger Stellenwert zu, um die COPD langfristig zu managen. Die Notwendigkeit einer Kur bei COPD wird noch zu selten gestellt. Wichtig ist ein langfristiges Angebot an nicht-medikamentöser Therapie (ambulanter Lungensport, ambulante Patientenschulung, ambulante Atemtherapie, strukturierte Angebote zur Tabakentwöhnung u.a.).

TABAKENTWÖHNUNG

Der Verzicht aufs Tabakrauchen ist die wichtigste Einzelmaßnahme zur Vermeidung und Therapie der COPD. Hier sind alle behandelnden Ärzte, die Familie und die Arbeitskollegen gefordert!

Bei jedem Arztkontakt sollte das Rauchverhalten erfragt und dokumentiert werden. Es sollte eindringlich, klar und auf den einzelnen Patienten bezogen zum Nikotinverzicht geraten werden. Selbst ein kurzes Beratungsgespräch von wenigen Minuten Dauer führt in 5 bis 10 Prozent der Fälle dazu, dass der Patient aufhört zu rauchen.

Die fünf Bs der Tabakentwöhnung:

1. Befragung aller Patienten nach dem Rauchstatus und deren Dokumentation;
2. Beratung aller rauchender Patienten über deren individuelle Vorteile durch die Abstinenz;
3. Bewertung der Motivation der Raucher und das Stadium der Verhaltensänderung, in dem sie sich befinden;
4. Betreuung der Entwöhnungswilligen mittels psychologischer und pharmakologischer Unterstützung sowie mit Informationsmaterialien;
5. Begleitung der Entwöhnungswilligen um den Rauchstopptermin und darüber hinaus.

Leider zeigen auch Raucherentwöhnungsprogramme nach einem Jahr eine Rückfallhäufigkeit von mehr als 80 Prozent. Mithilfe verhaltenstherapeutischer Programme und kombiniert mit medikamentösen Entwöhnungshilfen lässt sich die Erfolgsquote jedoch steigern.

In vielen Hausarztpraxen, von Lungenärzten, aber auch von Krankenkassen und anderen Institutionen wird Tabakentwöhnung angeboten.

Eine medikamentöse Unterstützung der Raucherentwöhnung (Nikotinersatztherapie) ist indiziert, wenn die nicht-medikamentösen Maßnahmen erfolglos sind.

KÖRPERLICHES TRAINING

COPD-Patienten leiden vor allem bei körperlicher Belastung unter Atemnot. Das führt bei vielen zu einer ausgeprägten körperlichen Schon- und Vermeidungshaltung. Überraschenderweise findet sich aber nur bei einem Teil der COPD-Patienten eine enge Korrelation zwischen der eingeschränkten Leistungsfähigkeit und dem Schweregrad ihrer Atemwegsverengung. Oft ist die Belastungsatemnot zumindest teilweise durch Trainingsmangel (mit-)bedingt. Durch die Sport- und Trainingstherapie können sowohl körperliche als auch psychische Folgen der Erkrankung gebessert werden (Verringerung der krankheitsbedingten Beschwerden, Besserung der Belastbarkeit, Verbesserung der Lebensqualität).

Das erforderliche Trainingsprogramm hängt vom Schweregrad ab:

- Bei COPD-Patienten mit einer Ein-Sekunden-Kapazität (FEV_1) > 60 Prozent des Sollwertes kann die Trainingstherapie in ambulanten Lungensportgruppen durchgeführt werden.
- Patienten mit FEV_1-Werten zwischen 40 und 60 Prozent des Sollwertes können ebenfalls in ambulanten Lungensportgruppen trainiert werden, jedoch ist hier die Erreichbarkeit eines Arztes ratsam.

- Patienten mit FEV_1-Werten unter 40 Prozent des Sollwertes sind für ambulante Lungensportgruppen ohne ständige ärztliche Anwesenheit ungeeignet. Sie sollten zunächst einer stationären Rehabilitation zugeführt werden.

Bei allen, auch bei schwerkranken Patienten sind aber positive Trainingseffekte durch spezialisierte und intensive Trainingsprogramme dokumentiert. Diese Patienten sollten im Anschluss an eine Rehabilitation möglichst direkt an einer ambulanten Reha-Nachsorge teilnehmen, beispielsweise in Form eines ständig ärztlich überwachten ambulanten Lungensports.

Vor der Teilnahme an Sport- oder Trainingsprogrammen ist aber immer eine ärztliche Untersuchung erforderlich.

COPD-PATIENTENSCHULUNG

Jeder Patient sollte an einer COPD-Patientenschulung teilnehmen. Durch sie soll eine aktive Teilnahme des Patienten an der Bewältigung seiner chronischen Krankheit erreicht werden. Die Patienten sollen in die Lage versetzt werden, ihre Symptome zu erkennen, zu bewerten und zu kontrollieren (zum Beispiel mithilfe eines COPD-Tagebuchs) und bei Verschlechterungen rechtzeitig ihre Therapie anpassen zu lassen beziehungsweise rechtzeitig einen Arzt aufzusuchen. Sie sollen die Medikamente mit Wirkungen und Nebenwirkungen kennen, in der Lage sein, diese korrekt anzuwenden (Training der Inhalationstechnik), und sie sollen die medikamentösen und nicht-medikamentösen Selbsthilfemaßnahmen bei einem Atemnotanfall beherrschen. Dazu gehört auch ein schriftlicher Therapie- und Notfallplan.

ATEM- UND PHYSIOTHERAPIE

Die physiotherapeutische Atemtherapie wird bei COPD-Patienten zur Senkung der Atemarbeit, zum gezielten Einsatz der Atemmuskulatur, zur Verbesserung der Lösung von Schleim sowie der Brustkorbbeweglichkeit und damit zur Verbesserung des Gasaustausches eingesetzt.

Wesentlich erscheint es vor allem, physiotherapeutische Atem- und Selbsthilfetechniken (Lippenbremse, atemerleichternde Körperhaltung, Hustentechnik) in Ruhe zu erlernen, aber insbesondere auch unter Belastung (ressourcenschonende Techniken bei den Aktivitäten des täglichen Lebens). Hocheffizient und durch keine andere Therapieform zu ersetzen ist bei schwer kranken COPD-Patienten häufig ein gezieltes Geh- und Treppensteig-Training, bei dem die oben genannten Techniken unter der konkreten Belastungssituation eingeübt werden. Wird dieses Training von einem erfahrenen Therapeuten durchgeführt, sind oft auch schwer kranke Patienten wieder mobilisierbar.

Neben der Belastungsatemnot führen insbesondere Schwierigkeiten beim Abhusten zu einer massiven Verschlechterung der Lebensqualität. Daher profitieren COPD-Patienten deutlich von einer krankengymnastischen Husten- und Atemschulung.

LANGZEIT-SAUERSTOFF-THERAPIE

Bei COPD-Patienten mit schwerem Sauerstoffmangel wird durch eine Langzeit-Sauerstoff-Therapie das Überleben verlängert und die Lebensqualität gebessert. Dazu muss Sauerstoff während mindestens 16 Stunden pro Tag zugeführt werden. Die positiven Effekte der Langzeit-Sauerstoff-Therapie sind umso ausgeprägter, je länger die tägliche Sauerstoffinsufflation dauert.

Die Indikationsstellung sollte in einer stabilen Krankheitsphase und, wegen der erforderlichen speziellen Diagnostik, regelhaft unter Hinzuziehung eines Pneumologen erfolgen.

Zu betonen ist, dass vor Einleitung einer Sauerstoff-Therapie zwingend mehrere Blutgasanalysen (mit und ohne Sauerstoffgabe) in Ruhe sowie mindestens eine Belastungsblutgasanalyse gemacht werden sollten (Nachweis eines Sauerstoffmangels unter Belastung,

Ermitteln der erforderlichen Sauerstoffmenge unter Belastung). Eventuell muss der Gasaustausch auch nachts gemessen werden.

Die Art der Sauerstoffquelle (Sauerstoffkonzentrator, Flüssigsauerstoff u.a.) ist vor allem abhängig von der Mobilität des Patienten.

Bei stabilem Verlauf ist eine Kontrolluntersuchung alle sechs Monate bei einem Pneumologen erforderlich, bei instabilen Verläufen sollte sie in kürzeren Abständen erfolgen.

HEIMBEATMUNG

Bei COPD-Patienten ist die Atemmuskulatur oft schon bei Ruheatmung durch eine gesteigerte Atemarbeit vermehrt beansprucht. Dem steht die Verminderung der Leistungsfähigkeit der Atemmuskulatur unter anderem durch Lungenüberblähung und Muskelschwund gegenüber. Führt dieses Ungleichgewicht zur Atemmuskelermüdung, kann eine Heimbeatmung notwendig werden.

Die Indikation zur intermittierenden, nicht-invasiven Beatmung (Heimbeatmung) sollte geprüft werden, wenn alle anderen Behandlungsmöglichkeiten ausgeschöpft sind und der Patient weiterhin CO_2 nicht abatmen kann.

Die Einleitung der nicht-invasiven Beatmung sowie die Einstellung finden in entsprechend spezialisierten Krankenhausabteilungen statt. Je nach Schweregrad der Einschränkung der Atemmuskulatur wird dabei eine kontrollierte Beatmung (komplette Entlastung der überlasteten Atemmuskulatur) oder eine teilentlastende (druckunterstützende) Beatmungsform gewählt.

ERNÄHRUNGSBERATUNG

Viele Patienten mit fortgeschrittener COPD zeigen eine Reduktion der Muskelmasse. Aber auch bei normal- und übergewichtigen Patienten kann die fettfreie Masse erniedrigt sein. Unterernährung durch die Lungenerkrankung, die sogenannte pulmonale Kachexie, kann die Prognose der COPD beeinträchtigen, unabhängig vom Ausmaß der Lungenfunktionseinschränkung.

Umgekehrt konnte gezeigt werden, dass bei untergewichtigen COPD-Patienten eine Gewichtszunahme und auch eine Besserung der Prognose erreicht werden konnte, indem man hochkalorische Nahrung zuführte. Daher kann eine hochkalorische Ernährung bei untergewichtigen COPD-Patienten Teil der COPD-Therapie sein.

REHABILITATION

Rehabilitation ist indiziert, wenn trotz einer angepassten ambulanten Betreuung beeinträchtigende bio-psycho-soziale Krankheitsfolgen drohen oder bestehen, die normale Aktivitäten einschränken und die Teilnahme am normalen beruflichen und privaten Leben behindern. Dabei ist ein wichtiges Ziel, zu verhindern, dass sich die Erkrankung auf die Erwerbsfähigkeit auswirkt. Relevante Rehabilitationsaufgaben ergeben sich aber regelhaft auch bei nicht-erwerbstätigen Patienten.

Körperliche Folgen sind beispielsweise andauernde Symptome (Atemnot, Husten, Auswurf) beziehungsweise Einschränkungen in der körperlichen Leistungsfähigkeit trotz medizinischer Betreuung. Typische soziale Folgen der COPD sind die Gefährdung beziehungsweise Einschränkung, am beruflichen oder sozialen Leben teilzunehmen. Typische psychische COPD-Krankheitsfolgen sind Depressivität und Ängste.

Die Effektivität der pneumologischen Rehabilitation ist durch Studien und Metaanalysen breit belegt. Daher stellt Rehabilitation bei COPD eine essenzielle Therapiekomponente dar, die aber noch zu selten genutzt wird.

OPERATIVE VERFAHREN

In der Vergangenheit wurde in größerem Umfang insbesondere beim diffusen Lungenemphysem eine operative Lungenvolumen-Reduktion eingesetzt. Die Lebenserwartung nahm aber im Vergleich zur konservativen Behandlung nicht zu. Es gibt aber Untergruppen, die profitieren, insbesondere wenn das Emphysem auf die Oberlappen beschränkt ist.

Grundsätzlich von der Lungenvolumen-Reduktionschirurgie sind funktionsverbessernde operative Verfahren wie die Operation großer Einzelblasen zu trennen. Diese Operationen sind nur mit minimalem Risiko für die Patienten verbunden, aber oft erstaunlich wirksam.

Bei Patienten mit schwerster Obstruktion beziehungsweise schwerstgradigem Emphysem kann eine Lungentransplantation erwogen werden. Hierbei darf jedoch nicht vergessen werden, dass die mittlere Lebenserwartung nach der Transplantation etwa fünf bis sechs Jahre beträgt. Diese kann oft auch durch eine effiziente konservative Therapie erreicht werden.

MEDIKAMENTÖSE MASSNAHMEN

Die chronisch-obstruktive Bronchitis mit oder ohne Emphysem ist in den meisten Fällen eine chronisch stabile Erkrankung. Husten und Auswurf sind erforderlich, um die Lunge zu reinigen, da bei den Patienten der Mukozilliarapparat in unterschiedlichem Ausmaß dauerhaft geschädigt ist.

Das Hauptproblem im Langzeitverlauf besteht in den schubweise auftretenden Verschlechterungen (Exazerbationen), die meist durch Virusinfekte ausgelöst werden. Wird nicht früh genug mit Cortisontabletten und bei verfärbtem Sputum auch mit Antibiotika behandelt, hat das häufig eine schlechtere Lungenfunktion im Vergleich zum vorherigen Zustand zur Folge.

Mitunter haben Patienten bereits bei geringer Belastung erhebliche Luftnot, obwohl die Obstruktion in der Lungenfunktion nur leicht- bis mittelgradig ist. Oft ist in diesem Fall ein Lungenemphysem mit Verminderung der Gasaustauschfläche der Lunge die Ursache. Ein Lungenemphysem verschwindet nicht mehr, da Teile der Lungenstruktur unwiederbringlich verschwunden sind. Man kann aber das weitere Fortschreiten stoppen, indem man mit dem Inhalationsrauchen aufhört.

ERMITTLUNG DES PERSÖNLICHEN BESTWERTES, HERBEIFÜHREN EINES STABILEN ZUSTANDES

Ein COPD-Patient, der zum ersten Mal in die Praxis kommt, hat nicht selten gerade eine akute Verschlechterung (Exazerbation) oder gerade eine überstanden. Ermittelt man zu diesem Zeitpunkt die Lungenfunktion, hat man eine Momentaufnahme der Erkrankung. Sie zeigt nur bedingt an, welchen Schweregrad die Erkrankung hat. Deswegen sollte am Anfang immer ein Behandlungsversuch mit Cortisontabletten durchgeführt werden. Zusätzlich sollten die Patienten in dieser Zeit lang wirksame Bronchialerweiterer (wie Formoterol oder Salmeterol) inhalieren. Eventuell kann bereits jetzt ein Theophyllinpräparat versucht werden.

Nach einer Behandlungsdauer von ca. 7 bis 14 Tagen zeigt dann die Lungenfunktion etwa den individuellen Bestwert an. Der ist der Maßstab für die Dauertherapie.

Zu berücksichtigen ist allerdings, dass es nach einer stattgefundenen Exazerbation mitunter bis zu drei Monaten dauern kann, bis der Patient seinen Bestwert erreicht hat, obwohl er sich selbst bereits wieder gut fühlt. Hier sind mitunter Nachkontrollen erforderlich.

INHALATIVE THERAPIE

Standardtherapie der COPD sind kurz wirksame inhalative Bronchialerweiterer (meist Dosieraerosole). In leichten Fällen reicht dies als Dauertherapie im stabilen Intervall völlig aus. Schwerere Fälle benötigen lang wirksame Bronchialerweiterer, wie etwa Formoterol und Salmeterol.

Einen Fortschritt, vor allen Dingen für schwere Fälle, stellt das lang wirksame Anticholinergikum Tiotropiumbromid (Spiriva) dar, dessen Wirkungsdauer über 24 Stunden anhält. Eine einmalige Inhalation am Tag ist ausreichend und der Patient kann den Inhalationszeitpunkt selbst wählen.

Cortison zur Inhalation scheint die Exazerbationsrate insbesondere bei den schweren Verlaufsformen zu reduzieren. Ob es einen wirklich dauerhaften Vorteil in der Prognose bringt, ist umstritten. Möglicherweise wirkt inhalatives Cortison dann besonders günstig, wenn der Patient zusätzlich ein Asthma hat.

Patienten mit COPD sind meist beim Ausatmen erheblich eingeschränkt, haben jedoch beim Einatmen kaum Probleme, sodass die meisten Patienten auch aus Pulversystemen effektiv inhalieren können. Allerdings gilt das nicht für die schwere Exazerbation und den Notfall.

Fragt man Patienten mit COPD nach der Rangfolge ihrer Beschwerden, so stehen überraschenderweise nicht die Luftnot, sondern der Husten und die Schleimbildung im Vordergrund. Die zähe Schleimbildung bessert sich durch Inhalation von Kochsalzlösung beziehungsweise Emser-Salz-Lösung.

ORALE THERAPIE

Retardiertes Theophyllin (zum Beispiel Euphyllong) hat nach wie vor einen hohen Stellenwert in der Behandlung von COPD. Ob der

Patient darauf anspricht, ist sehr verschieden und im Einzelfall nicht vorhersehbar. Meistens ändert sich die Lungenfunktion wenig; die subjektive Befindlichkeit bessert sich aber oft deutlich. Wie das Mittel anschlägt, sollte immer durch einen individuellen Behandlungsversuch geklärt werden.

Schleimlöser können bei manchen Patienten eine positive Wirkung haben. Auch hier sollte die individuelle Wirksamkeit im Einzelfall durch einen Auslassversuch geprüft werden.

Cortisontabletten werden bevorzugt in der Exazerbation eingesetzt. Normalerweise sollten sie aber wegen der Langzeitnebenwirkungen, insbesondere wegen der Muskelatrophie, vermieden werden. Bei länger dauernder Gabe über ein bis zwei Monate muss man sie dann langsam ausschleichend über etwa vier Wochen absetzen.

Allerdings gibt es eine Untergruppe von Patienten (meist mit extremer Schleimbildung), die auf eine Dauerbehandlung mit 5 bis 7,5 mg Prednisolon (Cortison) nicht verzichten können.

Antibiotika sollten neben Cortison frühzeitig bei Exazerbation gegeben werden. Breitbandantibiotika sind oft gut wirksam.

Da die Patienten häufig Husten quält, sind Hustenstiller hilfreich, vor allen Dingen bei Bedarf. Insbesondere bei öffentlichen Ereignissen empfinden es viele Patienten als Erholung, wenn in dieser Zeit der Husten reduziert ist.

SCHUTZIMPFUNGEN

Patienten mit COPD sind durch eine Grippeinfektion erheblich gefährdet. Deshalb wird eine Grippeimpfung, insbesondere bei älteren Patienten über 55 bis 60 Jahre, grundsätzlich empfohlen.

Auch die Impfung gegen Pneumokokken (Lungenentzündung) sollte bei COPD-Patienten alle sechs Jahre durchgeführt werden.

Ein Atemwegsinfekt verursacht nahezu immer eine Exazerbation der COPD. Diese sollte durch eine Intensivierung der bereits bestehenden Therapie beantwortet werden. Von Vorteil ist es, wenn die Patienten dazu die Bronchialerweiterer aus dem Vernebler höher dosieren. Sehr wichtig ist, bereits früh Cortisontabletten einzusetzen. 10 bis 20 mg morgens und 10 mg nachmittags über einen Zeitraum von 7 bis 14 Tagen. Bessert sich nach zwei bis drei Tagen der Zustand nicht, kann man auch noch bei fehlender Verfärbung des Sputums ein Breitbandantibiotikum einsetzen.

Gut geschulte Patienten können diese akuten Therapieentscheidungen selbst treffen.

Patienten mit schwergradiger COPD profitieren im Rahmen der Exazerbation häufig von einer Bedarfs-Sauerstoff-Therapie, da sie oft nur in diesen Phasen einen niedrigen Sauerstoffdruck im Blut haben.

Dr. med. Andreas Hellmann,
im April 2009

EIN MUTIGER SCHRITT – VIELEN DANK, ROLAND KAISER!

Ein Beitrag von Dr. rer. pol. Helmut Berck, Vorstandsvorsitzender der Patientenliga Atemwegserkrankungen e.V.

Die chronisch obstruktive (einengende) Lungenerkrankung mit oder ohne Überblähung der Lunge (Lungenemphysem), die auch bei uns in Deutschland häufig als COPD bezeichnet wird, ist weltweit eine der häufigsten Erkrankungen der Atemwege. Die COPD führt, insbesondere wenn sie erst sehr spät erkannt wird, meistens zum vorzeitigen Tod der von ihr betroffenen Menschen. Von dem mit der Erkrankung verbundenen Verlust an Lebensqualität und von den mit einer COPD verbundenen Begleiterkrankungen ganz zu schweigen.

In dem Beitrag von Herrn Dr. Andreas Hellmann ist auf die Ursachen, die Häufigkeit des Auftretens, auf die Möglichkeiten, aber auch auf die Grenzen der Behandlung einer COPD hingewiesen worden. Dem ist (fast) nichts hinzuzufügen.

Eine Ergänzung erscheint mir jedoch erforderlich zu sein; sie betrifft die an einer COPD erkrankten Frauen. Verglichen mit dem Auftreten der COPD bei Männern nimmt mit einer Verzögerung von zwei bis drei Jahrzehnten die Anzahl der von einer COPD betroffenen Frauen zurzeit dramatisch zu. Neuere Untersuchungen in den USA haben beispielsweise ergeben, dass seit dem Jahr 2000 mehr Frauen als Männer an einer COPD starben. Ursächlich dafür ist der Anteil rauchender Frauen seit Mitte des vergangenen Jahrhunderts. Besonders fatal ist es, wenn mit dem Rauchen schon im Teenageralter begonnen wurde. Während bei Männern erste Anzeichen für eine

COPD im Allgemeinen ab dem 50. Lebensjahr auftreten, ist dies bei Frauen häufig schon ab dem 40. Lebensjahr der Fall. Große Studien zur COPD lassen es als wahrscheinlich erscheinen, dass das kleinere Volumen der Lunge, ihr feinerer Aufbau und eine höhere Empfindlichkeit gegenüber eingeatmeten Schadstoffen ursächlich dafür sein könnten, dass Frauen früher und schneller an einer COPD erkranken als rauchende Männer. Man kann daher davon ausgehen, dass auch bei uns in Deutschland immer mehr und vor allem ältere Frauen an einer COPD erkranken werden. Wenn man mit offenen Augen auf unseren Straßen unterwegs ist, fällt auf, dass einem immer häufiger Männer und Frauen begegnen, die ein mobiles Sauerstoffgerät zur Unterstützung ihrer Atmung benötigen.

Was hat das alles mit dem Buch zu tun, das Sie in Ihren Händen halten?

Die COPD ist auch in unserem Land eine Volkskrankheit, aber sie wird in der Öffentlichkeit de facto noch nicht als solche wahrgenommen. Die COPD ist also eine unbekannte Volkskrankheit und sie wird bisher sowohl von Ärzten als auch von Patienten sträflich unterschätzt. Es ist in Deutschland eher normal, erst dann zum Arzt zu gehen, wenn schon bei einer vergleichsweise geringen körperlichen Anstrengung, die einem bisher keinerlei Schwierigkeiten gemacht hat, eine deutlich spürbare Atemnot auftritt.

Ein anderes Anzeichen, dem bedauerlicherweise erst viel zu spät Bedeutung beigemessen wird, ist ein dauerhafter Husten am Morgen. Kaum jemand weiß, dass ein gesunder Mensch nicht husten muss. Ein ständiger Husten ist nie „normal“, sondern immer ein Zeichen für eine Erkrankung, deren Ursache von einem Arzt abgeklärt werden muss.

Grund dafür ist letztlich, dass bisher keine Aufklärungskampagne über COPD und das damit – insbesondere im fortgeschrittenen Stadium der Erkrankung – verbundene persönliche Leid der betroffenen

Männer und Frauen sowie deren Angehöriger zustande gekommen ist, die die breite Öffentlichkeit auch tatsächlich erreicht.

Eine nachhaltige Unterstützung einer solchen Kampagne durch prominente Personen, wie zum Beispiel Schauspieler, Sänger oder Politiker, gab es bislang nicht – trotz der vielfältigen intensiven Bemühungen von Patientenorganisationen. Diese fehlende Aufklärung und das unzureichende Wissen über die COPD stehen ganz im Gegensatz zur Aufklärung und zur öffentlichen Wahrnehmung anderer chronischer Erkrankungen, wie zum Beispiel Herz-Kreislauf-Erkrankungen, hoher Blutdruck, Diabetes, Schlaganfall, Krebserkrankungen und Aids. Fast jeder kennt die Höhe seines Blutdrucks oder seiner Blutfette. Aber fast niemand, und das gilt insbesondere für männliche und weibliche Raucher, kennt seinen „FEV_1-“ oder seinen „Peak-Flow-Wert“. Dies sind wichtige Werte über den gesundheitlichen Zustand der Lunge, die ohne großen Aufwand von jedem Arzt oder von einem selbst gemessen werden können.

Noch nie wurde im Fernsehen zu einer der Hauptsendezeiten eine Spiegelung der Bronchien übertragen – im Gegensatz zu einer Darmspiegelung oder zu einer Katheteruntersuchung des Herzens. Noch nie gab es eine COPD-Gala zur Unterstützung der Selbsthilfeorganisationen oder zugunsten der unzähligen an COPD erkrankten Frauen und Männer in Entwicklungsländern.

Dass es auch in Deutschland „kurzatmige“, nicht mehr oder noch rauchende prominente Persönlichkeiten gibt, ist sicher. Aber sich zu einer Krankheit zu bekennen, die, wenn sie wahrscheinlich auf das jahrelange Rauchen zurückgeführt werden kann, als selbst verschuldet gilt, hält die Betroffenen offenbar davon ab, sich öffentlich zu ihrer Erkrankung zu bekennen. Durch eine solche Zurückhaltung wird aber versäumt, andere Menschen vor einem ähnlichen Schicksal zu bewahren.

Roland Kaiser macht mit der ATEMPAUSE seine COPD öffentlich! Sein Mut, dies zu tun, kann nicht genug gewürdigt werden. Seine Haltung sollte anderen Prominenten ein Ansporn sein, gemeinsam mit kompetenten Patientenorganisationen die COPD in Deutschland als eine Volkskrankheit sichtbar zu machen.

So viel zum persönlichen Bekenntnis von Roland Kaiser zu seiner COPD. Doch das ist ihm – auch dafür verdient er das höchste Lob – noch nicht genug. Er will auch vorleben, dass es möglich ist, mit einer COPD bewusst zu leben, und zwar mit Lebensfreude, wie er selbst in seinem Buch schreibt.

Ein Motto des Welt-COPD-Tages, den es wirklich gibt, wovon aber niemand etwas weiß, lautete „Atemlos, nicht hilflos". Mit dieser Formulierung sollten zwei Ziele erreicht werden. Zum einen – so steht es auf der Internetseite einer amerikanischen Patientenorganisation – bewusst zu machen, dass die COPD eine schwere Erkrankung, aber kein Todesurteil ist. Zum anderen, der betroffenen Frau oder dem betroffenen Mann mit aller Deutlichkeit zu sagen: Auch wenn du unter einer mehr oder weniger ausgeprägten, vielleicht sogar ständigen Atemnot leidest, musst du deshalb noch lange nicht auch hilflos sein. Oder mit anderen Worten: Du musst und du kannst dein weiteres Leben und dessen Qualität immer noch selbst erheblich beeinflussen.

Um diese Einstellung zu „seiner" oder „ihrer" COPD zu bekommen, darf das Gespräch zwischen Arzt und Patient allerdings nicht mit den Worten des Arztes enden: „Sie haben eine COPD." Erforderlich ist vielmehr, dass der Arzt dem Patienten – je nach Schweregrad der Erkrankung – durchaus offen und deutlich genug erklärt, wie schwer seine Erkrankung ist. Der Arzt muss den Patienten außerdem darüber informieren, was eine akzeptierte und auch dauerhaft angewandte medikamentöse Behandlung noch erreichen kann.

Genauso wichtig ist es, dass der Arzt den Patienten eindringlich darauf hinweist, welch hohen Stellenwert die nicht-medikamentöse Behandlung einer COPD hat, und dass der Patient selbst für diesen Teil der Therapie zuständig ist. Dazu gehört auch der Rat, sich bei seiner Krankenkasse nach einer Schulungsmöglichkeit zu erkundigen, zum Beispiel im Rahmen eines besonderen Programms für chronische Erkrankungen, und sich einer Patientenorganisation und einer Lungensportgruppe anzuschließen. Besonders wünschenswert wäre es aus unserer Sicht, den Patienten einen schriftlichen Notfallplan mitzugeben und die dann erforderlichen Medikamente auch zu verordnen.

Diesen Weg, die Erkrankung zu akzeptieren und sie im Alltag in eigener Verantwortung zu bewältigen, hat Roland Kaiser konsequent eingeschlagen, und nun geht er diesen Weg auch noch in aller Öffentlichkeit. Ein mutiger Schritt – vielen Dank, Roland Kaiser!

Wer ist der nächste prominente COPD-Patient – es kann auch eine prominente COPD-Patientin sein –, der/die an seine Seite tritt? Ein Platz in der Geschichte ist immer nur für die Ersten reserviert!

Dr. rer. pol. Helmut Berck,
im April 2009

LUNGENTRANSPLANTATION – DIE FAKTEN

Ein Beitrag von Priv. Doz. Dr. med. Jens Gottlieb
Abt. Pneumologie, Medizinische Hochschule Hannover

Immer wieder werde ich von Patienten, Angehörigen und Kollegen gefragt, ob bei der Auswahl von Transplantationskandidaten der soziale Status eine Rolle spielt. Auch deshalb ist es mir wichtig, ein paar Zeilen zu der Neuauflage der ATEMPAUSE beizutragen.

Ein Prominenter als Transplantationskandidat macht das schon komplizierte Verfahren der Lungenverpflanzung nicht gerade einfacher. Aus vielen bekannten Beispielen wissen Ärzte, dass die medizinische Behandlung von Prominenten häufig nicht glücklich verläuft.

Aus der Vielzahl an Kandidaten müssen aufgrund des extremen Organmangels die Transplantationspezialisten diejenigen mit der größten Erfolgschance auswählen. Das Transplantationsteam, welches in der Regel aus einer Vielzahl an Spezialisten (Chirurgen, Internisten, Narkoseärzte, Koordinatoren, Pflegekräfte, Psychologen, Physiotherapeuten u.a.) besteht, hat dabei eine große Verantwortung; zum einen dem Empfänger gegenüber und zum anderen dem Organspender und seinen Angehörigen gegenüber. Als Team ist man zusammen bei der Transplantation zum Erfolg verpflichtet und bei einem Prominenten nimmt zwangsläufig auch die Öffentlichkeit daran teil.

Die wahrscheinliche Lebenserwartung über 5 Jahre von Kandidaten für die Lungentransplantation soll unter 50% liegen. In der Regel benötigen geeignete Patienten bereits eine Behandlung mit Sauerstoff, schwere Begleiterkrankungen dürfen nicht vorliegen.

Zur Vorstellung eines Patienten kontaktiert der behandelnde Arzt das Transplantationszentrum. Nach einigen Basisuntersuchungen erhält der Patient dort einen Termin. Dort wird nach einem Gespräch zwischen Patient, Transplantationschirurgen und Lungenärzten unter Berücksichtigung von Symptomen, Befunden, der Motivation (ganz wichtig) Nutzen und Risiko der Transplantation abgewogen. Bei einem wahrscheinlich günstigen Verlauf nach Transplantation mit wenigen Risiken und einer ungünstigen Krankheitsprognose ohne Transplantation wird über die Aufnahme auf die Warteliste entschieden. Die letzte Entscheidung trifft dabei der Patient nach sorgfältiger Aufklärung.

Die Organisation Eurotransplant, der sich Österreich, die Niederlande, Belgien, Luxemburg, Deutschland, Kroatien und Slowenien angeschlossen haben, verteilt die Spenderorgane nach Wartezeit, Körpergröße und Blutgruppenverträglichkeit. Mögliche Organempfänger werden dabei anonym auf einer zentralen Warteliste geführt. Unter bestimmten Bedingungen entscheidet eine unabhängige Kommission über eine hochdringliche Listung nach festgeschriebenen Kriterien ebenfalls ohne Namenskenntnis. Inzwischen werden über 60% der Empfänger in Deutschland im hochdringlichen Status transplantiert. Die Wartezeit der bei Eurotransplant registrierten deutschen Patienten beträgt in der Regel 1-2 Jahre. Sie kann bei dringlichen Fällen und bestimmten Konstellationen von Körpergröße und Blutgruppe aber auch deutlich kürzer sein.

Mangels Spenderorganen versterben in Deutschland nach wie vor etwa 15% Patienten auf der Warteliste. In den USA wurde das System der Organverteilung von Spenderlungen nach Wartezeit schon Mitte 2005 verlassen. Organe werden dort nach dem „lung allocation score (LAS)“, der den wahrscheinlichen Nutzen der Lungentransplantation als Differenz aus Überlebenswahrscheinlichkeit nach Lungentransplantation und dem wahrscheinliche Überleben auf der Warteliste individuell vorhersagt, vergeben. Auch in Deutschland wird dieses System Ende des Jahres 2011 eingeführt werden.

Ich bin im Nachhinein froh, dass wir im Verhältnis von Herrn Kaiser als Patient und Arzt von Anfang an feste Regeln vereinbart haben. Es ist ein Zeichen besonderen Vertrauens, dass wir uns an unsere Vereinbarungen gehalten haben. Ich glaube, dass aufgrund der zwangsläufigen Probleme der komplizierten Lungenverpflanzung, gerade durch diese Vorsätze das Verfahren im seinem Fall ein Erfolg geworden ist. So haben wir alle strikt darauf geachtet, die üblichen Schritte beim Verfahren einzuhalten und keine Sonderwege zu gehen.

Ich wünsche unserem Patienten für die Zukunft gesundheitlich, privat und beruflich alles erdenklich Gute.

Priv. Doz. Dr. med. Jens Gottlieb,
im August 2011

ORGANSPENDE – EIN GESCHENK FÜRS LEBEN

Ein Beitrag von Professor Dr. med. Günter Kirste
Medizinischer Vorstand der Deutschen Stiftung Organtransplantation (DSO), Frankfurt am Main

TRANSPARENZ, RECHTSSICHERHEIT UND CHANCENGLEICHHEIT

Die Transplantationsmedizin ist ein erfolgreiches und etabliertes Behandlungsverfahren bei Patienten mit akutem oder chronischem Organversagen. Seit 1963 wurden in Deutschland mehr als 100 000 Organe transplantiert. Dennoch ist die Zahl der Patienten auf den Wartelisten in den vergangenen Jahren stetig weiter angestiegen. Dieser Mangel an Spenderorganen muss behoben werden. Eine faire und transparente Vermittlung (Allokation) der gespendeten Organe ist dabei von entscheidender Bedeutung. Zudem ist die Chancengleichheit eine wichtige Voraussetzung für die Akzeptanz der Organspende in der Bevölkerung.

In Deutschland ist die Organspende eine Gemeinschaftsaufgabe, die auf die enge Zusammenarbeit aller Partner angewiesen ist. Das Transplantationsgesetz (TPG) regelt die Spende, Entnahme, Vermittlung und Übertragung von Organen, die nach dem Tod oder zu Lebzeiten gespendet wurden. Es sieht die Einrichtung einer Institution vor, die die Vorbereitung und Durchführung der postmortalen Organspende bundesweit verantwortet. Diese Funktion wurde der Deutschen Stiftung Organtransplantation (DSO) im Juni 2000 übertragen. Ihre Aufgaben wurden gemäß dem TPG durch einen Vertrag mit der Bundesärztekammer (BÄK), dem Spitzenverband Bund der Krankenkassen und der Deutschen Krankenhausgesellschaft festgelegt. Die DSO trägt bundesweit die Verantwortung für die Vorbereitung und Durchführung der postmortalen Organspende. Die Krankenhäuser nehmen eine Schlüsselstellung bei der Gemeinschaftsaufgabe Organspende ein. Diese beginnt mit dem Erkennen und Melden eines möglichen Organspenders im Krankenhaus. Die rechtliche Verpflichtung aller Krankenhäuser zur Meldung (§ 11, Abs. 4 TPG) ist eine entscheidende Voraussetzung dafür, den Organmangel in Deutschland zu mindern. Zahlen aus Spanien, Erhebungen aus Deutschland und anderen Ländern zeigen, dass es möglich ist, 35 bis 40 Spender pro eine Million Einwohner zu gewinnen – derzeit ist es nicht einmal die Hälfte. Damit liegt Deutschland, was die Organspendezahlen betrifft, europaweit im unteren Mittelfeld.

Alle Schritte innerhalb des Organspendeprozesses koordiniert die DSO. Rund um die Uhr unterstützt sie die Krankenhäuser durch Beratungen und mit einer Vielzahl von Dienstleistungen: Sie führt Gespräche mit den Angehörigen, leitet die notwendigen Untersuchungen zum Empfängerschutz ein, vermittelt die Daten an die Vermittlungsstelle Eurotransplant und organisiert die Entnahmeteams sowie den Transport der Organe zum jeweiligen Empfänger in eines der rund fünfzig Transplantationszentren. Jeden Tag werden dort bundesweit durchschnittlich elf Organe übertragen.

Deutschland ist der Vermittlungsstelle für Spenderorgane Eurotransplant im niederländischen Leiden angeschlossen. Die Stiftung ist nach dem Transplantationsgesetz (TPG) für die Vermittlung aller Organe zuständig, die in Deutschland, Österreich, den Niederlanden, Belgien, Luxemburg, Slowenien und Kroatien verstorbenen Menschen für eine Transplantation entnommen werden. Bei Eurotransplant sind alle Patienten der Mitgliedsländer registriert, die auf eine Niere, eine Leber, ein Herz, eine Lunge, ein Pankreas oder einen Dünndarm warten. Durch den Zusammenschluss dieser Länder haben die Patienten größere Chancen, ein immunologisch passendes Organ zu bekommen oder – in dringenden Fällen – möglichst schnell transplantiert zu werden. Die Spenderorgane werden nach festgelegten medizinischen Kriterien an die Patienten auf den Wartelisten vergeben. Hierbei stehen Erfolgsaussicht und Dringlichkeit im Vordergrund. Die Bundesärztekammer hat für Deutschland gemäß dem TPG Richtlinien für die Organvermittlung erlassen.

Die Patienten aller Zentren werden laut geltendem Recht auf einer gemeinsamen Liste geführt. Damit hat jeder Patient die gleiche Chance auf eine Transplantation – unabhängig von seinem Wohnort, seinem sozialen Status, seiner finanziellen Situation oder der Meldung bei einem bestimmten Transplantationszentrum. Dies gilt auch für Patienten, die aufgrund einer seltenen Blutgruppe oder seltener Gewebemerkmale, eines hohen Sensibilisierungsgrades oder fortgeschrittenen Alters anderen gegenüber relativ benachteiligt sind. Ausgenommen davon sind Kinder. Denn sie sind durch das Warten auf ein Transplantat in ihrer Entwicklung besonders beeinträchtigt und werden auf der Warteliste bevorzugt behandelt. Ein Organ wird grundsätzlich personenbezogen einem nach der Warteliste spezifisch ausgesuchten Patienten eines Transplantationszentrums angeboten. Wird das Angebot abgelehnt, geht es an den nächsten Patienten auf der zentralen Allokationsliste über, und zwar so lange, bis das Organ erfolgreich vermittelt werden kann. Bei drohendem Verlust eines vermittelbaren Organs wird das sogenannte beschleunigte oder modifizierte Allokationsverfahren angewendet, das diese spezielle Situation berücksichtigt. Ohne die Blutgruppenkompatibilität zwischen Spender und Empfänger ist eine Organspende nicht möglich. Je nach Organ, Empfängeralter und Dringlichkeit gelten unterschiedliche, angepasste Regeln. Patienten in akut lebensbedrohlichem Erkrankungsstadium („High-urgency-Patienten“, HU) haben bei der Organzuteilung Vorrang. Für die „High-urgency-Indikation“ gelten festgelegte medizinische Kriterien und eine zeitliche Limitierung. Zudem erfolgt ein Auditverfahren, in dem die Begründung der antragstellenden Klinik geprüft wird.

Als Wartezeit zählt die Zeit seit Aufnahme in die Warteliste, bei einer Niere die Zeit seit Dialysebeginn. Die Wartezeit wird nach Tagen berechnet und in Punkte umgewandelt (ein Punkt pro Tag). Die Wartezeiten unterscheiden sich je nach dem zu transplantierenden Organ: Für Leber-, Herz- und Lungentransplantationen beträgt sie derzeit zwischen sechs und 24 Monaten (je nach Blutgruppe und Dringlichkeit), für Nieren-Pankreas-Transplantationen etwa sechs Monate, für Nierentransplantationen zwischen zwei und sechs Jahren (unterschiedlich je nach Blutgruppe).

Das Allokationssystem durch Eurotransplant ist transparent, objektiv und überprüfbar. Es hat über die Ländergrenzen hinweg wesentlich zur Akzeptanz der Transplantation in der Bevölkerung beigetragen. Doch auch mit diesem System ist es nicht gelungen, die Wartezeiten für die Patienten zu verkürzen – dies kann nur durch höhere Organspendezahlen erreicht werden, für die sich die Deutsche Stiftung Organtransplantation (DSO) in der Bevölkerung und in Fachkreisen starkmacht.

ORGANSPENDE: WARUM HELFEN SO WICHTIG IST

Jeden Tag sterben in Deutschland drei Menschen, weil es zu wenig Spenderorgane gibt. Zwar kann jährlich rund 4 300 Menschen mit einer Transplantation geholfen werden, aber immer noch warten rund 12 000 Patienten dringend auf eine Organspende. Der Organmangel in Deutschland ist alarmierend. Dabei könnten viel mehr Patienten gerettet werden, wenn wirklich jeder Fall einer möglichen Organspende frühzeitig der DSO mitgeteilt würde und mehr Menschen mit einem Organspendeausweis ihr Ja dokumentierten. Aber dies haben bisher viel zu wenige getan. Nur etwa jeder vierte Bundesbürger hat einen Organspendeausweis.

Laut einer repräsentativen Umfrage der Bundeszentrale für gesundheitliche Aufklärung fühlen sich mehr als die Hälfte der Bundesbürger schlecht bis sehr schlecht informiert. Ein wichtiger Schritt, die Organspenden zu erhöhen, ist demzufolge die breite und offensive

Aufklärung der Bevölkerung, wie sie beispielsweise über die FÜRS-LEBEN-Stiftung der DSO gefördert wird. Der Erfahrung nach sind gut informierte Menschen eher zu einer Organspende bereit. Aufklärung und die Bereitstellung von Informationen helfen außerdem dabei, bestehende Vorurteile auszuräumen. Hartnäckig hält sich die Befürchtung, im Krankenhaus würde nicht mehr alles für die Heilung eines Patienten getan, wenn er einen Organspendeausweis besitzt. Diese Bedenken sind völlig unbegründet. Jeder Arzt wird immer alles tun, um seinen ihm anvertrauten Patienten zu retten, bevor er überhaupt an eine mögliche Organspende denkt.

Für viele Menschen ist es schwierig zu bestimmen, welche Behandlungen am Ende des Lebens vorgenommen werden sollen, und die Entscheidung ist häufig auch irrational. Derzeit werden in großem Umfang Patientenverfügungen verbreitet und auch von vielen Menschen in Anspruch genommen, in denen ausdrücklich eine Begrenzung der Therapie am Lebensende festgelegt wird. Andererseits werden Ängste geäußert, im Fall einer Organspende werde die Therapie zu früh limitiert. Dies zeigt, wie schwierig es für viele Menschen ist, mit diesen Fragen am Ende ihres Lebens umzugehen.

Darüber hinaus sind viele Menschen auch durch gelegentliche Berichte über den Handel mit Organen in anderen Ländern verunsichert. In Deutschland jedoch ist jede Form von Organhandel verboten und unter strenge Strafe gestellt. Fälle von Organhandel gibt es in Deutschland nicht. Das deutsche Transplantationsgesetz sorgt für Transparenz und eine klare Regelung der Abläufe – angefangen von der Koordinierung der Organspende durch die DSO über die Verteilung durch Eurotransplant bis zur Transplantation in den jeweiligen Transplantationszentren. Diese konsequente Trennung der Abläufe und der Verantwortungsbereiche der jeweils zuständigen Organisationen garantiert die strikte Einhaltung der gesetzlichen Regelung. Wer sich vorurteilsfrei und eingehend informiert, wird schnell feststellen, dass Vorbehalte völlig unbegründet sind.

Grundsätzlich ist die Bereitschaft zur Organspende in Deutschland groß. Umfragen machen immer wieder deutlich, dass rund zwei Drittel der Bevölkerung bereit wären, nach dem Tod Organe zu spenden. Trotzdem haben es bisher viel zu wenige Menschen in einem Organspendeausweis entsprechend festgehalten.

Wir Menschen neigen dazu, unangenehme Dinge zu verdrängen, und beschäftigen uns mit Tod und Krankheit oft erst dann, wenn wir selbst oder unsere Angehörigen direkt betroffen sind. Dabei sollten wir uns immer darüber bewusst sein, dass jeder von uns sehr schnell selbst auf eine Organspende angewiesen sein kann. In diesem Fall nähmen wir sicher alle dankbar diese lebensrettende Spende an. Der Ausbruch von EHEC-Infektionen in Deutschland ist ein gutes Beispiel dafür. Nach Presseberichten haben mehr als 500 Menschen als Folge der Erkrankung ein sogenanntes HUS (Hämolytisch urämisches Syndrom) erlitten, das nur durch eine Dialyse behandelt werden kann. Nach Meinung von Experten werden mindestens 10 Prozent dieser Patienten dauerhafte Dialysebehandlungen benötigen. Es ist davon auszugehen, dass mit der EHEC-Infektion 50 neue Patienten auf die Warteliste zur Nierentransplantation in Deutschland aufgenommen werden müssen. Solidarität, Hilfsbereitschaft und Nächstenliebe sind elementare Werte in unserer Gesellschaft, die wir gemeinsam fördern und leben sollten – auch oder gerade im Hinblick auf die Organspende.

Eine aktive und selbstbestimmte Entscheidung nimmt außerdem eine schwere Last von unseren Angehörigen. In Deutschland gilt für den möglichen Fall einer Organspende die erweiterte Zustimmungslösung: Liegt keine Entscheidung des Verstorbenen vor, werden im Fall des Hirntods die Hinterbliebenen in einer ohnehin schon schwierigen Situation von Trauer und Verzweiflung auch noch mit dieser belastenden Frage konfrontiert. Schon aus diesem Grund sollte jeder seine persönliche, selbstbestimmte Entscheidung treffen und auch innerhalb der Familie besprechen.

Das Thema Organspende ist noch lange nicht so in unserer Gesellschaft angekommen, wie es notwendig wäre, um möglichst allen

Patienten zu helfen. Aber wir sind auf einem guten Weg. Immer mehr Betroffene verleihen den nüchternen Zahlen und Fakten ihr Gesicht und ihre Stimme. Transplantierte Patienten und Angehörige von Organspendern treten in die Öffentlichkeit und erzählen ihre Geschichte – eine Geschichte, die immer wieder geschieht, jeden treffen kann und dennoch viele Schicksale verbindet. Denn was für die eine Familie Trauer und Verzweiflung bedeutet, lässt die andere Familie voller Dankbarkeit hoffen. Und gerade deshalb steckt in diesem Thema mehr Leben als Tod, mehr Hoffnung als Verzweiflung. – Jede Organspende ist eine Chance auf Leben.

Wir danken Roland Kaiser dafür, dass er sich als prominenter Botschafter FÜRS LEBEN einsetzt und damit auch den vielen Patienten auf der Warteliste Zuversicht und neue Hoffnung schenkt.

ACHT GRÜNDE, UM ÜBER ORGANSPENDE NACHZUDENKEN

1. Organspende rettet Leben
Mehr als 100 000 Organe wurden seit 1963 allein in Deutschland transplantiert. Dadurch wurde vielen Patienten das Leben gerettet. Noch fünf Jahre nach der Transplantation genießen rund 70 Prozent der Empfänger ihr „zweites“ Leben.

2. Transplantation ist Erfolgsmedizin
Die Transplantationsmedizin gehört inzwischen zum Standard der gesundheitlichen Versorgung und ist so erfolgreich, dass die gespendeten Organe sogar über Jahrzehnte hinweg funktionsfähig bleiben können.

3. Ein Spender rettet viele Empfänger
Bis zu sieben Menschen können durch Herz, Lunge, Leber, Nieren, Bauchspeicheldrüse und Dünndarm überleben. Im Durchschnitt schenkt ein Organspender drei schwerkranken Menschen die Chance auf ein neues Leben.

4. Angehörigen die Entscheidung abnehmen

Im Fall eines Hirntods werden die Hinterbliebenen nach dem mutmaßlichen Willen des Verstorbenen befragt. Dies ist eine schwierige Entscheidung in einer ohnehin schon schwierigen Situation, die man seinen Angehörigen ersparen kann. Deshalb sollte man zu Lebzeiten seine eigene Entscheidung treffen und auch mitteilen.

5. Die Wahrscheinlichkeit spricht fürs Leben

Organspende geht uns alle an. Jeder von uns kann plötzlich durch eine schwere Krankheit oder einen Unfall auf ein neues Organ angewiesen sein. In dieser Situation wäre sicher jeder dankbar und nähme eine Organspende gerne an. Dabei ist die Wahrscheinlichkeit, selbst irgendwann auf eine Organspende angewiesen zu sein, viel höher, als tatsächlich als Organspender infrage zu kommen. Nur bei etwa einem Prozent aller Patienten, die in deutschen Krankenhäusern sterben, tritt der Hirntod vor dem Herzstillstand ein.

6. Ärzte kämpfen um jedes Leben

Jeder Arzt versucht bis zuletzt alles, um das Leben des ihm anvertrauten Patienten zu retten – gleichgültig ob dieser Organspender ist oder nicht. Die Diagnose des Hirntods erfolgt durch zwei unabhängige Neurologen nach einem strikt festgelegten und verbindlichen Protokoll.

7. Die Würde des Spenders bleibt gewahrt

Den Leichnam des Spenders übergeben die Ärzte in einem würdigen Zustand. Äußerlich sieht man dem Spender nichts an, sodass Angehörige vor oder nach der Organentnahme Abschied nehmen können.

8. Organspende spendet auch Trost

Organspende kann Trost schenken, sodass aus einem schmerzlichen Verlust neue Hoffnung erwächst. Eine Umfrage der DSO unter Angehörigen zeigte durchweg positive Ergebnisse: Keiner bereute seine Entscheidung fürs Leben ausdrücklich. Über 90 Prozent würden wieder so entscheiden und ein Drittel gab sogar an, dass die Organspende eine Hilfe war, den Verlust eines geliebten Menschen zu verkraften.

Prof. Dr. med. Günter Kirste,
Frankfurt am Main, im August 2011

Weitere Informationen unter www.dso.de, www.fuers-leben.de und www.eurotransplant.org

PRÄVENTION WIRD IMMER WICHTIGER

Ein Beitrag von Karlheinz Blackert
Geschäftsführer Ethos gemeinnützige GmbH, Werne

Aufgrund der in Deutschland und auch weltweit steigenden Zahl chronischer Atemwegserkrankungen und der damit einhergehenden großen gesellschaftlichen Relevanz des Themas Prävention, wird es immer wichtiger, bürgernah zu informieren und aufzuklären.

Um Aufklärung effektiv und kontrolliert umzusetzen, wurde die gemeinnützige GmbH Ethos gegründet. Ein bedeutender Satzungszweck ist die Förderung des öffentlichen Gesundheitswesen, insbesondere der gesundheitlichen Aufklärung und Prävention, sowie der Versorgungsforschung. Als erstes wurde ein mobiles Projekt, das LufuMobil, zur Aufklärung entwickelt. „Wir kommen mit dem LufuMobil in die Städte und in die Betriebe", so die Gesellschafter von Ethos gemeinnützige GmbH.

AUFKLÄRUNG UND ÖFFENTLICHKEIT

Das LufuMobil bietet auf den Marktplätzen Deutschlands, in Schulen und Vereinen der Bevölkerung die Möglichkeit, eine Lungenfunktionsmessung durchführen zu lassen und Informationsmaterial über die Bedeutung von Lungenerkrankungen zu erhalten. Hier gilt es durch begleitende Pressearbeit die Notwendigkeit der Aufklärung bei Jung und Alt anzustoßen. Selbstverständlich werden die pneumologischen Praxen und Kliniken vor Ort frühzeitig über den Einsatz informiert und einbezogen.

Das LufuMobil kann auch von Firmen oder Institutionen bei Ethos angefordert werden, um Berufstätigen am Arbeitsplatz die Möglichkeit zur Information und Lungenfunktionsmessung anzubieten.

Erste Aktionen in Dresden, Werne und Saarlouis waren sehr erfolgreich.

Karlheinz Blackert,
im August 2011

ANHANG

KONTAKTADRESSEN/INTERNETADRESSEN

Clemenshospital GmbH
Düesbergweg 124
48153 Münster
Telefon: 0251-976-0
www.clemenshospital.de

Hier insbesondere folgende Klinik:

Prof. Dr. Harald Steppling
Chefarzt der Klinik für Innere Medizin II -Pneumologie-
des Clemenshospitals
Düesbergweg 124
48153 Münster

Dr. Andreas Hellmann
Grottenau 2
86150 Augsburg
Telefon: 0821-33889
www.praxishellmann.de

Medizinische Hochschule Hannover
Carl-Neuberg-Str. 1
30625 Hannover
Telefon: 0511-532-0
www.mh-hannover.de

Hier insbesondere folgende Kliniken:

Klinik für Pneumologie
Prof. Dr. Tobias Welte

Klinik für Herz-, Thorax-, Transplantations- und Gefäßchirurgie (HTTG)
Prof. Dr. Dr. h.c. Axel Haverich

Klinik für Unfallchirurgie
Univ.-Prof. Dr Christian Krettek, FRACS, FRCSEd

PD Dr. Jens Gottlieb
Abt. Pneumologie OE 6870
Medizinische Hochschule Hannover
Carl-Neuberg-Str. 1
30625 Hannover
Telefon: 0511-532-0

Klinik Fallingbostel
von Graevemeyer GmbH & Co. KG
Kolkweg 1
29683 Bad Fallingbostel
Telefon: 05162-44-0
www.klinik-fallingbostel.de

AKADEMIE FÜR MANUELLE MEDIZIN
an der Westfälischen Wilhelms-Universität Münster
Prof. Dr. Markus Schilgen
von-Esmarch-Str. 50
48149 Münster
Telefon: 0251-98130-0
www.manuellemedizin.de

Universitätsklinikum Münster
Klinik für Phoniatrie und Pädaudiologie
Univ.-Prof. Dr. Antoinette am Zehnhoff-Dinnesen
Kardinal von Galen Ring 10
48129 Münster
Telefon: 0251-83-0
www.klinikum.uni-muenster.de

Universitätsklinikum Hamburg-Eppendorf
Poliklinik für Hör-, Stimm- und Sprachheilkunde
Phoniatrie und Pädaudiologie
Prof. Dr. Markus Hess
Martinistr. 52
20246 Hamburg
www.uke.uni-hamburg.de

DSO
Deutsche Stiftung Organtransplantation
Deutschherrnufer 52
60594 Frankfurt am Main
Telefon: 069-677 328-0
www.dso.de

DSO
Deutsche Stiftung Organtransplantation
Prof. Dr. med. Günter Kirste
Medizinischer Vorstand
Deutschherrnufer 52
60594 Frankfurt am Main
Telefon: (69) 677 328 – 9001
guenter.kirste@dso.de
www.dso.de, www.fuers-leben.de

Stiftung AtemWeg
Max Lebsche Platz 31
81377 München
Telefon: 089-3187-4665
www.atemweg-stiftung.de

DGP
Deutsche Gesellschaft für Pneumologie
und Beatmungsmedizin e.V.
Geschäftsstelle
Postfach 12 37
59355 Werne
Telefon: 02389-52 75-27
www.pneumologie.de

Ethos gemeinnützige GmbH
Karlheinz Blackert, Geschäftsführer
Stockumer Str. 30
D-59368 Werne
Telefon: +49 (0) 23 89 - 52 75 50
kb@ethos-home.com
www.ethos-home.com

SELBSTHILFEGRUPPEN

Alpha1-Deutschland
Gesellschaft für Alpha1-Antitrypsinmangel e.V.
Frau Elisabeth Takahashi
Dürener Straße 270
50935 Köln
Telefon: 0 2 21 / 5 00 75 35
info@alpha1-deutschland.de
www.alpha1-deutschland.de

Patientenliga Atemwegserkrankungen e.V.
Geschäftsstelle
Berliner Straße 84
55276 Dienheim
Telefon: 06133 / 3543
pla@patientenliga-atemwegserkrankungen.de
www.patientenliga-atemwegserkrankungen.de
Geschäftszeiten: Mo–Do von 8.30–13.30 Uhr

COPD Deutschland e.V.
Fabrikstraße 33
47119 Duisburg
Telefon: 0203 / 7188742
verein@copd-deutschland.de
www.copd-deutschland.de

Lungenemphysem – COPD Deutschland
Koordinationsstelle der Selbsthilfegruppen
Jens Lingemann
Lindstockstraße 30
45527 Hattingen
Telefon: 02324 / 999 000
shg@lungenemphysem-copd.de
www.lungenemphysem-copd.de

Deutsche Sauerstoffliga LOT e.V.
Geschäftsstelle
Frühlingstraße 1
83435 Bad Reichenhall
Telefon: 08651 / 76 21 48
geschaeftsstelle@selbsthilfe-lot.de
www.sauerstoffliga.de

Deutsche Atemwegsliga e.V.
Geschäftsstelle
Frau Dr. Uta Butt
Im Prinzenpalais (Burgstr.12)
33175 Bad Lippspringe
Telefon: 0 52 52 / 933 615
Atemwegsliga.Lippspringe@t-online.de
www.atemwegsliga.de

Deutsche Emphysemgruppe e.V.
Bundesgeschäftsstelle
Frau Dipl. Psych. Heide Schwick
Steinbrecherstr. 9
38106 Braunschweig
Telefon: 0 531 / 234 904 5
deg@emphysem.de
www.emphysem.de

Deutsche Lungenstiftung e.V.
Geschäftsstelle
Frau Gabriele Booz
Herrenhäuser Kirchweg 5
30167 Hannover
Telefon: 05 11 / 21 55 110
Deutsche.Lungenstiftung@t-online.de
www.lungenstiftung.de

Gemeinschaft der Organtransplantierten e.V.
Gerd Wagner
Lichtweg 18 B
36145 Hofbieber
Telefon: 06657/7654
gdo@gdo-ev.info
www.gdo-ev.info

BDO - Bundesverband der Organtransplantierten e.V.
Monika Kracht
Paul-Rücker-Str. 20-22
47059 Duisburg
Telefon: 0203/442010
geschaeftsstelle@bdo-ev.de
www.bdo-ev.de

Verband Organtransplantierter Deutschlands e.V.
Wolfgang Linne
Waldteichstr. 93
46149 Oberhausen
Telefon: 0208/6353223
geschaeftsstelle@vod-ev.de

GIOS - Gemeinnützige Interessengemeinschaft Organspende e.V.
Gisela Schäfer
Bruchweg 22
34369 Hofgeismar
Telefon: 05671/509724
gios-organspende@web.de
www.gios-organspende.de

Junge Helden
Claudia Kotter
Dunckerstr. 21
10437 Berlin
Telefon: 0177-274 7680
info@junge-helden.org
www.junge-helden.org

TransDia e.V.
Wolfgang Ludwig
Arnheimweg 28
48161 Münster
Telefon: 0251-867 589
info@transdia.de
Udo Biemann
Bruchweg 32
45659 Recklinghausen
jens.biemann@gmx.de
www.transdia.de

Verein Sportler für Organspende e.V.
Oliver Kauer-Berk
Mainzer Landstr. 151/DLZ 1
60261 Frankfurt am Main
Telefon: 069-24 24 77 13
kontakt@vso.de
www.vso.de

Forum Organtransplantation Berlin e.V.
Charitè Campus - Virchow-Klinikum
Thomas Mehlitz
Augustenburger Platz 1
13353 Berlin
Telefon: 030-450 552221
thomas.mehlitz@charite.de
www.forum-organtransplantation.de

Barkey-Stiftung
Volker Barkey
Gewerbestr. 8
33818 Leopoldhöhe
Telefon: 05202/9801-67
volker.barkey@barkey.de
www.barkey.publick.net

HLTX e.V.
Verein für Herz-Lungen-Transplantation am Herzzentrum Leipzig
Trendelenburgstr. 14
04289 Leipzig
Telefon: 0341-240 58 66
info@hltx.de
www.hltx.de

GLOSSAR

Abstoßung
Immunreaktion des Empfängerorganismus' gegen das Transplantat; man unterscheidet zwischen akuter und chronischer Abstoßung.

Allokation
Die Bundesärztekammer erstellt Richtlinien für die Vergabe (Allokation) von gespendeten Organen. Wichtige Kriterien hierbei sind neben der Blutgruppenkompatibilität und der Gewebeübereinstimmung die Wartezeit, die Erfolgsaussicht und die Dringlichkeit.

Asthmamonitor
Gerät zur Kontrolle und Erfassung der Lungenfunktion

Ätiologie
Lehre von den Krankheitsursachen

Atemgymnastik
Übungen zur Verbesserung der Atmung und des individuellen Atemrhythmus'. Bei Atemwegs- und Lungenerkrankungen – wie Asthma bronchiale und chronisch obstruktiver Bronchitis mit und ohne Emphysem (COPD) – ist die aktive Mitarbeit der Patienten unverzichtbar. Der Patient sollte zum Beispiel physiologisch korrekt atmen. Die gesamte Atemmuskulatur sollte daher regelmäßig trainiert sowie die Zwerchfell-(Bauch-)Atmung, Brustatmung und Flankenatmung bewusst geübt werden. Darüber hinaus sollte der Betroffene atemerleichternde Techniken/Körperhaltungen einüben. COPD-Patienten erlernen zudem Übungen, die das Abhusten des gestauten Bronchialsekrets erleichtern (Klopfmassage/Lagerungsdrainage).

Atemstoßtest
Dieser Test misst die Sekundenkapazität (Lungenfunktionsprüfung). Dabei wird die Luftmenge gemessen, die bei kräftiger Ausatmung in einer Sekunde ausgeatmet/ausgestoßen werden kann. Bei chronisch

obstruktiver Bronchitis ist der Wert durch die Verengung der Bronchien vermindert.

Atemtechniken

Die bekannteste Atemtechnik bei beginnender Atemnot ist die sogenannte *Lippenbremse*. Sie verhindert das Zusammenfallen der Atemwege. Die Lippenbremse setzt den Atemwiderstand herab und erleichtert die Ausatmung:

- Legen Sie die Lippen beim Ausatmen so übereinander, dass die Luft nur durch einen schmalen Spalt entweichen kann.
- Lassen Sie ganz langsam die Luft ausströmen. Dabei sollten Sie die Wangen nur leicht blähen und die Luft langsam ausatmen – nicht herauspressen.

Die *Einatmungstechnik* wiederum dient der Erweiterung der Atemwege:

- Atmen Sie extrem langsam und tief ein.
- Halten Sie anschließend die Luft für einige Sekunden an.

Atemtherapie

Der Atem greift tief in das körperliche, seelische und geistige Geschehen des Menschen ein und reagiert auf alle inneren und äußeren Einflüsse. Das bewusste Erleben des Atmens steht im Mittelpunkt der Atemtherapie. Der Atem wird durch Dehnungen, Bewegungen, Tönen von Vokalen, innere Achtsamkeit und über Druckpunkte angeregt und die Atembewegung wird erweitert. Auf diese Weise soll der Atem als Lebenskraft erlebt werden. Die Atemtherapie bietet eine Möglichkeit, Fehlformen und Blockierungen der Atmung zu überwinden und den eigenen Atemrhythmus zu entdecken.

Auskulation

Abhören der im Körper beim Atmen entstehenden Geräusche (Rassel- und Reibegeräusche) mit einem Stethoskop (Hörrohr)

Biopsie

Entnahme einer Gewebeprobe mit einer Hohlnadel

Blutgruppenkompatibilität
Bei einer Transplantation sind nur bestimmte Kombinationen der Blutgruppen von Spender und Empfänger möglich.Die Entwicklung neuer Methoden in den letzten Jahren hat Nierenlebendspenden auch bei inkompatiblen Blutgruppen möglich gemacht.

Bronchoskopie
Endoskopische Untersuchung des Bronchialsystems

Dampfvernebler
Gefäß mit heißem Wasser; es dient der Einatmung von warmem Wasserdampf.

Differenzialdiagnose
Eine sehr genaue, sich gegen andere Krankheiten abgrenzende Diagnose

Distanzgiemen (Giemen)
Das Atemgeräusch ist bereits mit bloßem Ohr hörbar.

DSO
Die Deutsche Stiftung Organtransplantation (DSO) ist seit dem Jahr 2000 die nach dem Transplantationsgesetz vorgesehene offizielle Koordinierungsstelle für Organspenden. Sie setzt sich einerseits für alle Menschen ein, die auf eine lebensrettende Transplantation warten, andererseits auch für alle, die Organe nach ihrem Tod spenden möchten. Ihre Aufgaben sind mit der Bundesärztekammer, den Spitzenverbänden der Krankenkassen und der deutschen Krankenhausgesellschaft vertraglich festgelegt. Die DSO sichert die Einhaltung und Umsetzung des Transplantationsgesetzes, unterstützt die über 1 400 Krankenhäuser im Organspendeprozess und stimmt die Zusammenarbeit mit der internationalen Vermittlungsstelle für Spenderorgane (Eurotransplant, Niederlande) sowie mit den rund fünfzig Transplantationszentren in Deutschland ab.

Entspannungstechniken
Psychische Anspannung, innere Verspannung, Ängstlichkeit oder Nervosität kann Atemnot verschlimmern. Für Asthmatiker ist es wichtig, eine oder mehrere Entspannungstechniken zu erlernen. Mögliche Techniken, die von Patienten beherrscht werden sollten, sind beispielsweise autogenes Training, Entspannungstechnik nach Jacobson oder Hatha Yoga.

Eurotransplant
Vermittlungsstelle für Organspenden in den Benelux-Ländern, Deutschland, Österreich, Slowenien und Kroatien; 1967 gegründete Stiftung mit Sitz in Leiden (NL)

Exazerbation
Akuter Schub, Verschlechterung, Wiederaufflackern eines Krankheitszustandes; ein schwerer Bronchialinfekt kann bei chronischen Atemwegs-/Lungenerkrankungen die Ursache sein.

Exspiration
Ausatmung

FEV_1
Die Luftmenge, die nach tiefem Einatmen in einer Sekunde durch maximal forcierte Atmung ausgestoßen wird, wird Sekundenkapazität oder forciertes Exspirationsvolumen (forciertes Ausatemvolumen in der ersten Sekunde) genannt.

FVC
Forcierte Vitalkapazität: Luftmenge, die nach tiefem Einatmen durch maximale Anstrengung ausgestoßen werden kann.

Gasaustausch
Erfolgt in den Lungenbläschen, die von feinsten Blutäderchen umschlossen sind; die Lungenbläschen geben Sauerstoff in die Blutäderchen ab und übernehmen von diesen Kohlendioxid. Der Sauer-

stoff wird über den Blutkreislauf zu allen Zellen des menschlichen Körpers transportiert und dort im Stoffwechselprozess verbraucht. Das Kohlendioxid wird über das Bronchialsystem in die oberen Atemwege gebracht und über Mund und Nase ausgeatmet.

Giemen
Krankhaftes Atmungsgeräusch

Heimbeatmung
Unter Heimbeatmung, auch Selbstbeatmung genannt, wird die künstliche Beatmung verstanden, die zu Hause mit einem Beatmungsgerät durchgeführt wird. Sie erfolgt über eine Nasen- oder Nasen-Mund-Maske, die der Patient selbst auf- und absetzen kann. Die fachgerechte Anwendung erlernt der Patient in der Klinik, in der das Beatmungsgerät ausgehändigt und eingestellt wird. Um die Atemmuskulatur vorübergehend zu entlasten, wird die Heimbeatmung meist nachts unter anderem bei Lungenerkrankungen eingesetzt, wenn die Atmung dauerhaft unzureichend ist und auch in Ruhe der Kohlendioxidgehalt des Blutes zu hoch ist.

HU (high urgency)
Bei der Verteilung von Organen werden die Patienten, die mit dem Status „high urgent“ auf der Warteliste stehen, gesondert berücksichtigt. Bei ihnen besteht aufgrund der lebensbedrohlichen Situation eine besondere Dringlichkeit zur Transplantation. Für jedes Organ gibt es in den Richtlinien der Bundesärztekammer spezielle Kriterien für die Definition von „high urgent“. In einem Auditverfahren wird die Begründung der antragstellenden Klinik geprüft.

Hyperventilation
Die beispielsweise bei Angstzuständen oder in Stresssituationen meist unbewusste Übersteigerung der Ein- und Ausatmung bei vertiefter und rascherer Atmung; Hyperventilation kann zu Asthmaanfällen, zu Schwindelgefühl und zur Ohnmacht führen und trägt häufig zur Verstärkung des Angstzustandes bei.

Immunsuppressiva
Medikamente zur Unterdrückung der körpereigenen Abwehr

Indikation
Die Gesamtheit der Gründe, die für eine bestimmte Krankheit eine bestimmte Heilmaßnahme notwendig erscheinen lassen

intermittierend
Krankheitssymptome, die für einen begrenzten Zeitraum aussetzen oder zurücktreten

invasiv
In umliegendes Körpergewebe wuchernd (wie zum Beispiel bei Krebszellen)

irreversibel
Nicht rückbildbar

Keimreduzierte Ernährung
Keimarme leichte Vollkost zur Vermeidung der Gefahr einer Lebensmittelinfektion, die angezeigt ist bei immunsupprimierten Patienten etwa nach einer Organtransplantation

Logopädie
Wörtlich übersetzt: „Sprecherziehung", zum Beispiel die Behandlung von Stimmstörungen und Stimmtherapie

LufuMobil
Ein Fahrzeug mit zwei Lungenfunktionsmessplätzen für den mobilen Einsatz in ganz Deutschland

Lungentransplantation
Möglich ist die Transplantation eines Lungenflügels, beider Lungenflügel oder die kombinierte Transplantation von Herz und Lunge.

Lungenvolumen
Die Lungenvolumina werden unterteilt in:

- *Vitalkapazität:*
  Die Luftmenge, die bei der stärksten Ausatmung – ohne zeitliche Begrenzung der Ausatmung – ausgeatmet werden kann.
- *Inspiratorische Kapazität:*
  Die Luftmenge, die nach einer normalen Ausatmung eingeatmet werden kann.
- *Exspiratorisches Reservevolumen:*
  Die Luftmenge, die nach einer normalen Ausatmung zusätzlich noch ausgeatmet werden kann.
- *Funktionelle Residualkapazität:*
  Die Luftmenge, die nach einer normalen Ausatmung noch in der Lunge verbleibt.
- *Residualvolumen:*
  Die Luftmenge, die auch noch nach maximaler Ausatmung in der Lunge verbleibt.
- *Totalkapazität:*
  Die Luftmenge, die sich aus Vitalkapazität und Residualvolumen zusammensetzt.

Lungenvolumenreduktion
Um die Überdehnung des Brustkorbs und des Zwerchfells zu lindern, werden die am stärksten durch Überblähung (Emphysem) betroffenen Lungenteile operativ entfernt.

Notfallplan
Eine zwischen Arzt und Patient vereinbarte Vorgehensweise, in der festgehalten ist, wie sich der Patient in Atemnotsituationen oder bei niedrigen Peakflow-Werten verhalten sollte.

Obstruktion
Durch einen Bronchialmuskelkrampf und/oder eine Bronchialschleimhautschwellung und/oder Verlegung der Bronchien durch

Bronchialschleim verengen sich die Bronchien. Atemnot tritt durch die Behinderung des Luftstroms durch die Bronchien auf.

Patientenschulung

Vermittlung von Wissen über die Krankheit, ihre Behandlung und darüber, was jeder Patient für sich selbst tun kann. Damit verbunden sind Einübung und Training bestimmter Fertigkeiten (unter anderem Peakflow-Messungen, die richtige Anwendung eines Dosieraerosols, atmungserleichternde Körperhaltungen). Patientenschulungen werden in Rehabilitationskliniken, in Arztpraxen und in Zusammenarbeit mit Ärzten und Physiotherapeuten/Krankengymnasten in Selbsthilfegruppen angeboten und durchgeführt.

Peakflow (PEF)

Englisch: „Spitzenfluss".

So wird die größtmögliche Stärke des Luftstroms genannt, die mit einem kräftigen Atemstoß ausgeatmet werden kann. Für einen 20-Jährigen sollten die Werte bei ca. 480 Liter pro Minute, für eine gleichaltrige Frau bei etwa 360 Liter/Minute liegen. Bis zum 70. Lebensalter nehmen diese Soll-Werte um etwa die Hälfte ab; sie sind auch von der Körpergröße abhängig. Dieser maximale Atemstoß kann auch bei gesunden Menschen von Messung zu Messung bis zu 10 Prozent schwanken. Bei Asthmakranken ist der PEF niedriger und schwankt stärker (mehr als 20 Prozent). Der Schweregrad des jeweils aktuellen Gesundheitszustandes eines Lungenkranken lässt sich deshalb nicht mit einer einmaligen Messung ermitteln. Jeder Patient sollte seinen eigenen Bestwert feststellen und diesen dann regelmäßig zweimal täglich mit den aktuellen Peakflow-Werten vergleichen. Besonders wichtig ist dies bei einer vermuteten Verschlechterung des Gesundheitszustandes, die der Betroffene selbst körperlich noch gar nicht wahrnehmen kann (Ampelsystem).

Peakflow-Meter

Einfaches, kleines, tragbares Gerät, das für Patienten mit Atemwegserkrankungen entwickelt wurde und mit dem sich der Spitzenfluss bei stärkster Ausatmung (Peakflow) messen lässt. Sind die Werte im Vergleich zum individuellen Bestwert der betreffenden Person erniedrigt, zeigen sie eine Verengung der Bronchien an.

Physiotherapie
Krankengymnastik; äußerliche Anwendung von Heilmitteln zur Wiederherstellung der Bewegungs- und Funktionsfähigkeit des menschlichen Körpers

Pneumologe
Facharzt für Lungen- und Bronchialheilkunde

Pneumologie
Lungen- und Bronchialheilkunde

Postmortale Organspenden
Organe, die Verstorbenen entnommen wurden

Prävention
Vorbeugung vor möglichen Krankheiten; auch Vorsorgeuntersuchungen gehören hierzu.

Präventive Maßnahmen
Vorbeugende Behandlungsmaßnahmen zur Vermeidung einer Erkrankung

progredient
Fortschreitend

Prophylaxe
Vorbeugende Maßnahme, vorbeugendes Verhalten, um sich vor einer Erkrankung zu schützen

purulent
Eitrig

Rehabilitation
Wiederherstellung; so bezeichnet man das Bestreben, einen Menschen wieder in seinen vormals existierenden körperlichen Zustand zu versetzen.

Rehabilitationsmaßnahmen (REHA)
Medizinische Rehabilitationsmaßnahmen der Rentenversicherungsträger sollen die Erwerbsfähigkeit und die Integration der Versicherten in Familie, Beruf und Gesellschaft erhalten, verbessern und stabilisieren. Vor allem aber sollen sie die Wiedereingliederung von chronisch Kranken ins Erwerbsleben sicherstellen. Für Rentner, deren Erwerbsfähigkeit nicht wiederhergestellt wird, können Krankenkassen als Kostenträger auftreten. Man unterscheidet:

4. *Stationäre Rehabilitation:*
   Der Patient hält sich ca. drei Wochen zur Behandlung in einer Reha-Klinik auf.
5. *Ambulante Rehabilitation:*
   Der Patient besucht wohnortnah ein ambulantes Reha-Zentrum. Beide Arten der Rehabilitation bieten ärztliche, psychologische und physiotherapeutische Versorgung.

Rekonvaleszenz
Wiederherstellung der Gesundheit; Genesung

reversibel
Umkehrbar, heilbar

Reversibilität
Umkehrbarkeit

Reversible Atemwegsobstruktion
Atemwegsverengung, die wie beim Asthma bronchiale nur zeitweise und somit umkehrbar ist

Sauerstoffinsufflation
Sauerstoff wird über eine Maske oder Nasenbrille verabreicht und eingeatmet.

Schleim
Klares, zähflüssiges Sekret, das von den Becherzellen und von den Schleimdrüsen, die sich in den Schleimhäuten der Bronchien befinden, produziert wird.

Sputum
Auswurf (Schleim) beim Abhusten

Transplantation
Verpflanzung von organischem Material in der Medizin

Transplantationsgesetz
Das Gesetz regelt in Deutschland die Spende, Entnahme und Übertragung von Organen. 1997 wurde es vom Bundestag und Bundesrat mit breitem Konsens verabschiedet.

Vitalkapazität
Luftmenge, die – ohne zeitliche Begrenzung der Ausatmung – bei der stärksten Ausatmung ausgeatmet werden kann.

Warteliste
Patienten, die aufgrund eines Organversagens auf eine Transplantation angewiesen sind, werden in Deutschland auf eine Warteliste gesetzt. Hier werden in erster Linie die notwendigen medizinischen Daten des Patienten erfasst, die für die Zuteilung eines Spenderorgans erforderlich sind. Zuständig dafür sind die Transplantationszentren. Sie leiten die Daten an Eurotransplant, die internationale Vermittlungsstelle für Spenderorgane, weiter. Sobald ein passendes Organ für den wartenden Patienten gefunden ist, wird das Transplantationszentrum informiert.

DANKSAGUNG ATEMPAUSE

April 2009

An meine Frau, meine Geliebte, meine Freundin, meine Geheimnisträgerin und findige Partnerin, die im alltäglichen Versteckspiel zuverlässig ihren Mann steht und mir dabei dennoch das Gefühl gibt, ein ganzer Kerl zu sein. Ich liebe sie mehr als alles auf der Welt.

An meine Kinder, die mir jeden Tag das Gefühl geben, gebraucht zu werden.

An meinen Freund Peter Wagner, dem es nicht nur gelingt, stets den richtigen Ton zu finden, sondern der immer ein Ohr für meine menschlichen Zwischentöne hat.

An meinen Freund Roger Ulbrich, den weltbesten Pfadfinder, der in jedem Hallenlabyrinth den garantiert kürzesten Laufweg für mich findet.

An meinen Freund Georg Babetzky, für die vielen guten Ideen in Form und Farbe.

An Dagmar Ambach für viele gute Gespräche und Anregungen.

An meine Freunde für die vielen richtigen Worte, die sie finden, wenn ich ihren Rat suche.

An meine Geschäftspartner, die nach wie vor unbedingtes Vertrauen in mich setzen und mir durch die Musik und die Konzerte im wahrsten Wortsinn Luft zum Atmen geben.

An meine Fans, die mir und meinen Liedern trotz meiner jahrelangen Sprachlosigkeit die Treue halten.

An meinen Arzt Prof. Dr. Harald Steppling, der mich immer wieder in meinem Glauben bestärkt, ich könne Berge versetzen.

An meine Verlegerin Dr. Monika Koch für die Geduld, die sie mit mir hatte.

Meinen letzten Dank richte ich nach ganz oben – danke, dass es nur COPD ist.

DANKSAGUNG
ALLES IST MÖGLICH

August 2011

Ich danke der Medizinischen Hochschule Hannover (MHH), ihren Ärzten, Schwestern, Therapeuten und ihrem Pflegepersonal.

Ich danke der Klinik für Pneumologie der Medizinischen Hochschule Hannover, Herrn Prof. Dr. Tobias Welte, Herrn PD Dr. Jens Gottlieb, Frau Dr. Christa Eschenbruch und allen Mitarbeitern.

Ich danke der Klinik für Herz-, Thorax-, Transplantations- und Gefäßchirurgie (HTTG) der Medizinischen Hochschule Hannover, Herrn Prof. Dr. Dr. h.c. Axel Haverich, Herrn PD Dr. André Simon, Herrn Dr. Gregor Warnecke und allen Mitarbeitern.

Ich danke der Klinik für Unfallchirurgie der Medizinischen Hochschule Hannover, Herrn Univ.-Prof. Dr. Christian Krettek, FRACS, FRCSEd, Herrn Dr. Bernd Könemann, Herrn Dr. Stephan Brand und allen Mitarbeitern.

Ich danke der Klinik Fallingbostel in Bad Fallingbostel, Herrn Dr. Martin Dierich, Herrn Dr. Henning Geldmacher und allen Mitarbeitern.

Ich danke der Klinik für Innere Medizin II –Pneumologie- des Clemenshospitals Münster, Herrn Prof. Dr. Harald Steppling, Herrn Dr. Klaus-Peter Czudaj, Herrn Dr. Norbert Rosendahl und allen Mitarbeitern.

Ich danke der AKADEMIE FÜR MANUELLE MEDIZIN an der Westfälischen Wilhelms-Universität Münster, Herrn Prof. Dr. Markus Schilgen, Herrn Prof. Dr. Markus Gaubitz, den Physiotherapeutinnen Frau Antoinette Vennemann, Frau Hanna Liekenbröker und allen Mitarbeitern.

Ich danke der Klinik für Phoniatrie und Pädaudiologie des Universitätsklinikums Münster, Frau Univ.-Prof. Dr. Antoinette am Zehnhoff-Dinnesen, Herrn Dr. Dirk Deuster, der Logopädin Frau Dorothea Selders und allen Mitarbeitern.

Ich danke der Klinik für Phoniatrie und Pädaudiologie des Universitätsklinikums Hamburg-Eppendorf, Herrn Prof. Dr. Markus Hess und allen Mitarbeitern.

Ich danke allen meinen Freunden, Geschäftspartnern und Kollegen für ihre Loyalität und Treue.

Ich danke meiner Frau und meinen Kindern dafür, dass es sie gibt.

Mein tief empfundener Dank geht an meinen Organspender, der mir die Chance auf ein zweites Leben gegeben hat und an alle Menschen, die sich für einen Organspendeausweis entschieden haben.

HINWEIS DES AUTORS

Die vorhergehenden Ausführungen sollen und können den medizinischen Rat einer Ärztin oder eines Arztes nicht ersetzen und erheben keinesfalls den Anspruch einer medizinischen Fachpublikation. Die gegebenen Informationen basieren auf umfangreichen Recherchen, auf Erfahrungswissen, auf Erkenntnissen des Autors sowie auf Berichten von Betroffenen und wurden sorgfältig überprüft. Der Autor ist kein Arzt und erhebt keinen wissenschaftlichen, medizinischen oder heilenden Anspruch. In allen medizinischen Fragen ist der ärztliche Rat maßgeblich. Eine Haftung des Autors für jegliche Art von Schäden ist ausgeschlossen.